_____ 님께

이 또한 지나가리라.

"삶을 사랑하는
　　마음이 곧 최고의 보약입니다.

웰에이징의 삶을 기원합니다."

췌장암4기에서 살아남은 시니어 건강법

건강 비법 6G

77번의 기적, 웰에이징의 삶

췌장암4기에서 살아남은 시니어 건강법
건강 비법 6G
77번의 기적, 웰에이징의 삶

—

초판 1쇄 발행 2025년 9월 1일
지은이 신철
펴낸이 신철
펴낸곳 6G웰니스

—

감수자 김아영
교정인 윤현숙
디자인 김근해
인 쇄 (주)다우문화

—

주소 서울시 금천구 범안로 1126, 607
전화 010-2585-3217
팩스 02-857-1919
전자우편 yohan3217@gmail.com
출판등록 제 2025-000046호
ⓒ신철, 2025
ISBN 979-11-994205-0-2 (03510)

—

* 이 책의 판권은 저작권자와 6G웰니스에 있습니다.
   이 책 내용의 전부 또는 일부를 재사용하려면 양측의 동의를 받아야 합니다.
* 잘못 만들어진 책은 구입하신 서점에서 바꾸어 드립니다.

암 환자 및 보호자들의 필독서

췌장암 4기에서 살아남은 시니어 건강법

건강비법 6G

77번의 기적, 웰에이징의 삶

신철 지음

6G웰니스

프롤로그

- 6G, 나를 살린 생명의 공식

2020년 11월 10일, 내 인생의 시간이 멈춘 날이다. A 대학병원 종양내과 진료실, 담당 의사는 차분한 목소리로 말했다. **"지금 상태라면 앞으로 3년에서 5년 이상 생존은 어렵습니다."** 그 말을 듣는 순간, 내 심장은 쿵 하고 내려앉았고, 귀는 먹먹해졌으며, 눈앞은 뿌옇게 흐려졌다.

시한부 인생.

영화 속에서만 듣던 말이 그날 나를 향한 현실이 되었다. 나는 누구보다 건강하다고 믿었다. 마라톤 풀코스를 14번이나 완주했고, 매주 산을 올랐으며, 늘 "적어도 건강 하나만큼은 자신 있다"라고 해왔던 사람이다.

그랬던 내가 췌장암 3기. 생존율 10% 미만의 냉혹한 통계 앞에 서게 된 것이다.

"왜 하필 나인가?"

절망은 파도처럼 몰려왔고 눈물은 하릴없이 쏟아졌다. 그러나 나는 선택했다. 주저앉아 끝을 기다리는 대신 다시 살아갈 길을 찾기로. 나는 싸우기로 했다. 목숨을 건 그 선택은 곧 목숨을 건 싸움의 시작이었다. 총 77회의 항암 치료, 30여 차례의 방사선 치료, 수십 번의 혈액 검사와 CT, MRI, PET-CT.

극심한 구토, 탈모, 체중 감소, 전신 통증…. 치료가 거듭될수록 몸은 쇠약해졌고 마음은 매일 무너졌다. 중간에 간으로 전이되며 4기 진단을 받았을 때 "이제 끝이구나" 싶었다.

그러나 나는 포기하지 않았다. 그 순간에도 기도했고, 가족의 손을 붙잡았고, 내 안의 생명력에 말을 걸었다.

"나는 살아야 한다. 아직 끝이 아니다."

기적은 어느 날 조용히 찾아왔다. 내가 선택한 건 항암 치료만이 아니었다. 규칙적인 식단 조절, 매일의 걷기와 맨발 산책, 감사 일기와 명상, 신앙의 기도, 면역력 강화를 위한 자연 요법, 미슬토 주사, 각탕, 주열 요법…, 전통 의학과 대체요법을 병행하며, 내 몸이 회복할 수 있는 조건을 하나하나 만들어 나갔다.

그리고 마침내 기적처럼 수술 없이 암이 사라졌다. 그 기적의 해답, 바로 6G였다.

"나는 왜 살아남았을까?"

"무엇이 내 회복을 가능하게 했을까?"

그 질문의 해답이 바로 내가 몸으로 체득하고 실천한 건강 회복의 여섯 가지 원칙, 6G였다.

- Good Mind (좋은 마음)
- Good Food (좋은 음식)
- Good Exercise (좋은 운동)
- Good Clinic (좋은 치료)
- Good Relationship (좋은 관계)
- Good Habit (좋은 습관)

6G는 단순한 건강법이 아니다. 삶의 방향을 바꾸는 철학이며, 죽음을 이겨 낸 나의 생존 공식이었다. 삶은 다시 전혀 다른 식으로 시작되었다.

2020년 11월 10일.

그날은 내 삶이 두 갈래로 나뉜 날이다. 그 전의 나는 바쁘게 살아가는 평범한 사람이었고, 그 이후의 나는 시간을 선물처럼 여기는 새로운 인생을 사는 사람이 되었다. 나는 스스로에게 수없이 물었다.

오늘은 무엇을 먹을까?

어떤 마음으로 하루를 열 것인가?

누구와 함께 이 시간을 살아갈 것인가?

그리고 그 질문에 6G로 답을 찾았다. 생존의 이유, 회복의 방식, 그리고 나누는 사명. 아침에 감사하며 눈을 뜨고, 한 숟가락의 밥에 정성을 담고, 하루 1만 보 걷기를 실천하며 의사의 말만 따르기보다 스스로 치료의 방향을 함께 고민하는 태도.

이 모든 작은 선택들이 모여 나를 살려냈고 그 결과를 나는 '6G'라는 이름으로 정리하게 되었다.

나는 이제 환자가 아니다. 나는 건강 전도사다. 6G는 통증, 절망, 눈물, 피, 기도…, 그 모든 고통의 시간 속에서 마침내 건져 올린 생명의 공식이다. 이 책은 단순한 회고록이 아니다. 이제 누군가에게 살아갈 용기를 전하는 안내서가 되기를 바란다.

독자에게 드리는 메시지

지금 이 책을 손에 든 당신은 더 이상 '받아들이는 존재'가 아니다. 당신은 건강과 삶의 주인이 될 준비가 된 사람이다. 나는 그 길을 이미 걸어왔다. 그리고 이제 그 길을 당신과 함께 걷고자 한다.

가족, 친척, 친구등 주변인들에게 고마움

투병내내 나와 함께한 아내 은경과 아들 범준이게 고마움은 아무리 강조해도 지나침이 없으며, 나를 위해 늘 기도해주신 형제, 친척, 성당 신부님과 신자분들, 뜨겁게 응원해준 친구들과 직장동료들의 은혜도 잊지 못할 것입니다.

2025년 8월 15일 신철(사도요한), '건강의 빛을 찾은 광복(光復)일'

차례

프롤로그   03

제1장   죽음의 문턱에서 만난 희망과 기적   09

    1. 시한부 선고를 받다 – 절망기   11
    2. 희망의 실마리   15
    3. 희비쌍곡선 – 췌장암 치유, 간 전이   18
    4. 기적같은 현실에 눈물이 펑펑   23

제2장   기적의 6G 건강법 탄생   27

    1. 6G란 무엇인가   29
    2. 왜 6G인가   33
    3. 6G의 기대 효과   38

제3장   생존을 넘어 삶의 길로 가는 길   43

    1. 좋은 마음(Good Mind: GM)   45
       1) 생각하는 대로, 마음먹은 대로 몸은 따라온다   47
       2) 일을 계속해야 하나, 모든 것을 정리하고 산으로 가야 하나   50
       3) 이기는 암(병) 악착같이 될 때까지 끝까지 짝짝짝   52

4) 기도와 명상으로 평상심(平常心)을 유지하라　　　　56

  5) 강한 자가 살아남는 게 아니라 살아남은 자가 강하다　　61

2. 좋은 음식(Good Food: GF)　　　　　　　　　　　　　65

  1) '오잘' 선순환 사이클로 암을 극복한다　　　　　　　68

  2) 60년 동안 먹은 것을 보면 살아 있는 것이 기적이다　　71

  3) 치료 중에는 입맛 당기는 대로 먹어야 치유된다　　　77

  4) 가능한 한 집밥 먹고 외식의 경우 3대 요소(위생, 건강, 맛) 챙기기　　82

  5) 자신의 몸/체질에 맞는 음식을 머리에 넣고 다니자　　86

3. 좋은 운동(Good Exercise: GE)　　　　　　　　　　　92

  1) 누죽걸산 – 걸으면 90% 병이 낫는다, 매일 평균 1만 보 걷기　　94

  2) 균형적인 운동으로 최적의 신체 조건을 유지하라(유산소, 무산소)　　98

  3) 허벅지, 종아리 근육이 빠지면 치료가 무너진다　　100

  4) 수시 상체 근육 운동을 통해 근육량을 유지하라　　103

  5) 자신의 조건에 맞는 운동을 개발하여 꾸준히 반복하라　　106

4. 좋은 치료(Good Clinic: GC)　　　　　　　　　　　109

  1) 소신을 갖고 자기 주도적 치료를 하라　　　　　　112

  2) 대체 치료를 병행해서 치료의 상승효과를 높이자　　114

  3) 주기적으로 치유 센터에 들어가 심신(영과 육)을 치유하자　　120

  4) 건강 대학에 다닌다는 생각으로 병원에 대한 부정적 인식을 버려라　　131

5. 좋은 관계(Good Relationship: GR)   134
   1) 빨리 가려면 혼자 가고 멀리 가려면 같이 가라   137
   2) 120세 장수 시대, 축복인가 재앙인가   141
   3) 돈은 숨기고 병은 소문내라 – 암밍아웃의 지혜   144
   4) "항상 내가 있어" – 가족과 친구의 존재가 만든 기적   147

6. 좋은 습관(Good Habit: GH)   151
   1) 생각이 바뀌면 행동이 바뀌고 습관이 바뀌고 운명이 바뀐다   154
   2) 부모 또는 형제 중 암에 걸리신 분이 있나요   157
   3) 6G 진단을 통해 자신의 취약점을 보완해 나가자   160
   4) 실행하면서 생각하고 고쳐 가면서 완성하자   164

제4장 당신을 위한 맞춤형 6G 실천법   169

1. 6G 자가 진단 체크리스트   171
2. My 6G 활동판   181

에필로그   187

독자후기   193

죽음의 문턱에서 만난 희망과 기적

제1장

1. 시한부 선고를 받다 – 절망기

"지금 상태로는 앞으로 3~5년 이상 살기 어렵습니다."

A 대학병원 종양내과 교수의 말은 그 어떤 설명도 없이 툭 떨어졌고 모니터에 비친 5cm 크기의 암 덩어리보다 그 말 한마디가 훨씬 더 큰 충격으로 내 심장을 내리쳤다.

나는 단 한 번도 병원에 입원해 본 적이 없는, 누가 봐도 건강한 체력의 소유자였다. 마라톤 풀코스를 무려 14번 완주했고 주말이면 어김없이 산을 찾았다.

"건강은 내 인생의 마지막까지 나를 지켜줄 자산이다."

그렇게 믿으며 살아온 나였다. 물론 급성 당뇨 증상이 있어 당뇨약을 복용하고 있었지만, 그것이 '췌장암'이라는 무서운 병명과 연결될 줄은 상상도 하지 못했다.

처음에는 도저히 믿기지 않았다. 믿고 싶지도 않았다. 왼쪽 옆구리가 시큰거리기 시작한 것이 발단이었다. 별것 아니라고 여겼다.
정형외과에 갔고 진통제와 파스로 잠시 괜찮아졌지만, 며칠 지나 다시 통증이 왔다. 그제야 내과, 영상의학과를 거쳐 복부 초음파 검사를 받게 되었는데 의사는 무거운 표정으로 말했다.

"췌장에 이상이 있습니다. 큰 병원에 가셔야 할 것 같습니다."

[그림. 복부 초음파 검사를 통해 췌장암 의심 소견, 2020년 11월 6일]

　내가 사는 동탄에 위치한 '연세휴내과(원장: 김주일, 이은해)'에 당뇨약 처방받으러 갔다가 이원장님이 복부초음파 검사를 처방하였고, 김원장님이 검사한 결과 "췌장에 이상이 있으니 큰 병원에 가서 CT 검사를 해보라"는 소견을 내었는 데 나중에 생각해 보니 이순간이 저의 생명을 살린 계기가 되었다. 조금 더 늦게 발견되었더라면 췌장암 말기로 악화되었음을 충분히 짐작할 수 있다. 지금도 두 원장님을 내 생명의 은인으로 생각하고 주기적인 진료를 받으며 건강을 챙기고 있다. 흔히 동네병원이라 하는 1차병원(의원) 존재의 중요성을 새삼 경험하였는 데 예컨대 의원은 환자와의 초기 접촉을 통해 예방과 치료가 가능하다. 특히 췌장암은 발견이 어려우니 당뇨가 있는 사람은 의원에서 복부초음파 검사 하기를 추천한다.

그때부터 모든 것이 빠르게 흘러갔다. 곧장 대학병원으로 의뢰되어 정밀검사를 받았고, 담당 교수는 별다른 감흥도 없이 진단을 통보했다. 진료실을 나서며 간호사의 안내를 들었지만, 그 모든 말은 마치 안개 속에서 들려오는 메아리 같았다.

나는 내 발로 걸었지만, 내 정신은 그 자리에 얼어붙은 채였다.

'설마, 이게 정말 내 이야기인가?'
'내가 췌장암이라고?'
몸은 움직였지만, 영혼은 현실을 받아들이지 못하고 있었다.
고작 몇 주 전이었다. 결혼 30주년을 기념해 아내와 함께 신혼여행지였던 제주도로 여행을 다녀왔다. 호텔방 안, 은은한 조명 아래 우리는 첫날밤을 추억하며 웃고, 미래를 이야기했다. 그 따뜻하고 평화로웠던 시간이 지금 이 병실, 냉랭한 침대 위에 누워 있는 나와 연결된다는 게 믿기지 않았다.

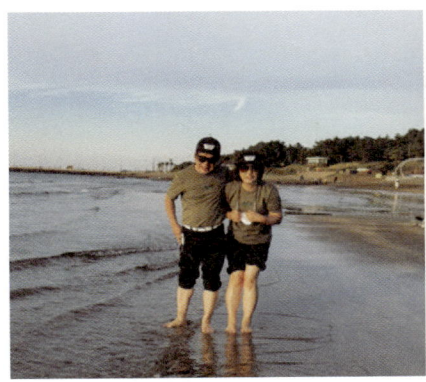 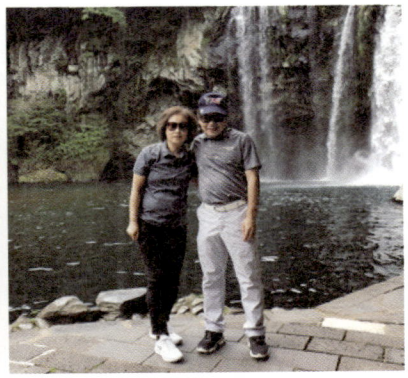

[그림. 투병 직전, 결혼 30주년 기념 제주도 여행, 2020년 9월 22일]

그저 단순한 요통인 줄 알았던 그 통증이 결국 나를 시한부 인생의 주인공으로 만들 줄 누가 알았을까.

이건 꿈일까, 현실일까?

아무리 부정하려 해도 결과는 너무도 명확했다. 5cm 크기의 췌장암. 3기. 혈관을 감싸 수술조차 불가능한 상태. 그런데 그것은 단지 시작에 불과했다. 나는 그때 몰랐다. 내 몸속에서 또 다른 전쟁이 조용히 시작되고 있었다는 것을.

암은 췌장에서 멈추지 않았고 곧 간으로 전이되어 암 4기 판정을 받게 되었다. 죽음이 손끝에 닿을 듯 가까이 다가온 그 순간, 사람은 본능적으로 두 갈래 길을 마주한다. 하나는 '포기'라는 절망이고, 다른 하나는 '버티기'라는 희망이다.

나는 후자를 택했다. 아니, 택할 수밖에 없었다. 가족 때문이었고, 무엇보다 그날 병실에서 아들이 내게 해준 단 한마디 때문이었다.

"아빠, 내가 지켜 줄게요."

낮은 목소리였지만, 그 말은 내 전신을 꿰뚫는 전율로 다가왔다.
순간 감정이 터졌고 나는 참았던 눈물을 쏟아 냈다. 그 순간이 내가 다시 살아야겠다고 결심한 바로 그 시간이었다.

"살아남자. 무슨 일이 있어도 끝까지 가 보자."

그렇게 나는 병실에서 다시 일어났다. 무릎을 꿇지 않기로 다짐했다. 눈앞에 놓인 싸움이 아무리 고통스럽고 험해도 한 걸음씩 나아가기로 마음먹었다.

그리고 지금 나는 살아 있다. 77회의 항암 치료, 30여 회의 방사선 치료, 수십 번의 검사를 거치며 수술 없이 췌장암과 간 전이를 모두 극복해냈다.

이후의 이야기는 당신이 지금 손에 든 이 책에 담겨 있다. 내가 살아남았고, 기적처럼 회복할 수 있었던 이유.

그 중심에는 바로 '6G'라는 인생의 철학이 있었다. 나는 그 철학을 당신과 나누고 싶다. 당신 역시 삶의 절망 앞에 있다면, 이 작은 시작이 당신의 새로운 생존의 출발점이 되길 바란다.

2. 희망의 실마리

입원 후 진행된 정밀검사 결과 췌장암이라는 냉혹한 진단이 떨어졌다. 게다가 "수술은 불가능하다"는 그 말을 듣는 순간, 내 마음 깊은 곳에서 한 줄기 찬바람이 스며들었다.

"이제 내 인생은 여기까지인가?"

정신이 아득해지고 뭔가 붙잡고 싶은데 붙잡을 것도 없었다. 그러다 병실에서 멍하니 앉아 있던 내게 키가 훌쩍 큰 아들이 다가와 살짝 떨리는 목소리로 속삭였다. "아빠, 내가 지켜 줄게요."

그 말은 마치 짙은 안개 속에서 길을 비춰 주는 등불 같았다. 나는 그 순간 눈물이 왈칵 쏟아졌고, 스스로 다짐했다.

"그래, 이제 모든 걸 내려놓자. 그리고 내 몸 회복에 올인하자."

이때부터 나는 '죽음'이라는 단어 대신 '회복'이라는 단어를 붙잡기로 했다. '끝'이 아니라 '다시 시작'이라고 생각하기로 했다. 평소엔 그냥 흘려들었던 말들,

"하늘이 무너져도 솟아날 구멍은 있다."
"하늘은 스스로 돕는 자를 돕는다."

그런 말들이 가슴 깊이 파고들었다. 생각을 바꾸자 조금씩 내 마음도 몸도 변화하기 시작했다. '인생의 첫 병원 생활'은 생각보다 편안했다. 그냥 앞만 보고 달려오기만 했던 내 삶에 주어진 예기치 않은 휴식 같기도 했다. 병원 침대는 안락했고 병원 밥조차 꿀맛 같았다. 무엇보다 주변 사람들의 격려와 응원이 내게 큰 용기가 되었다.

2020년 12월, 본격적인 치료가 시작되었다.
거의 매일 병원을 오가며 총 24회의 방사선 치료를 받았다. 놀랍게도 두 달 만에 암 크기가 1cm 가까이 줄어드는 결과가 나왔다.

2021년 2월부터는 본격적인 항암 치료의 서막이 올랐다. 강력한 항암제 폴피리녹스 주사 바늘을 꽂은 채 48시간 동안 독한 약물이 내 몸속을 돌며 전쟁을 벌이는 시간이었다.
두렵고 고통스러웠다. 하지만 나는 버텼다. 내 안에 생명을 붙잡는 힘이 있다는 걸 믿고 싶었다. 항암 후유증으로 인해 수혈을 받고, 가슴이 답답해 숨이 막히는 밤도 있었고, '이제 그만하자'는 마음이 수없이 들었지만, 나는 매번 다시 일어섰다. 왜냐하면 희망의 실마리가 분명히 보였기 때문이다. 암 크기가 줄고 있었고 수술 가능성도 거론되기 시작했다.

그리고 무엇보다, 내 안에 분명히 살아 있으려는 의지의 불꽃이 있었다. 그 작은 희망 하나가 나를 다시 걷게 했고 먹게 했고 웃게 했다. 그렇게 나는 절망의 어둠 속에서 한 가닥의 빛을 붙잡기 시작했다.

[그림. 진단서- 20. 11. 10. 췌장암으로 판정]

이후의 여정은 그 희망의 불씨를 지켜내기 위한 기나긴 싸움의 연속이었다. 하지만 분명한 것은, 이 순간부터 나는 '살아남는 길'을 향해 걷고 있었다는 것이다.

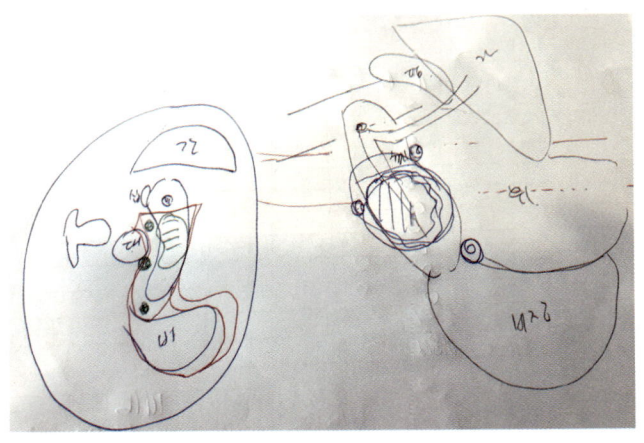

[그림. 친절한 의사 선생님이 자필로 췌장 부위 그리면서 설명]

3. 희비쌍곡선 – 췌장암 치유, 간 전이

21년 11월 18일.

췌장암 진단을 받은 지 꼭 1년이 된 날, 서울 신촌에 위치한 세브란스 병원의 췌장·담도암 센터에서 PET-CT 결과를 들으러 갔다. 나는 이미 1년간의 방사선 치료와 14회의 항암을 마친 상태였다. 의욕은 넘쳤고 몸의 반응도 괜찮아 보였다.

'이제는 수술을 할 수 있을지도 모른다'는 희망을 가슴 깊이 품고 병원 문을 열었다. 담당 주치의 강창무 교수님은 모니터를 가리키며 말했다.

"췌장 부위의 암은 보이지 않네요."

그 순간 나는 거의 환호할 뻔했다. 췌장암은 수술 없이 낫기 힘든 병이기에 1년 동안의 고통이 헛되지 않았다는 생각에 가슴이 벅차올랐다. 하지만 교수님의 다음 말은 그 벅찬 희망을 순식간에 절망의 골짜기로 내몰았다.

"그런데 간에 전이된 병변이 보입니다."

순간 머릿속이 하얘졌다. 기적처럼 췌장암이 사라졌다는 희소식은 불청객처럼 등장한 '간 전이'라는 진단 앞에서 순식간에 빛을 잃었다.

"아, 하느님, 또 시작인가요?"

가슴이 조여 왔고 손끝이 저려 왔다. 막연한 두려움과 함께 '이제 끝이구나' 하는 생각이 들었다.

더 혼란스러운 것은 기존 병원인 A 병원에서는 이와는 정반대의 소견을 줬다는 점이었다. A 병원 주치의는,

"지금이 수술의 적기입니다. 수술만 하면 살 수 있습니다."

라며 강하게 수술을 권유했다. 한쪽에서는 "수술은 절대 안 된다." 다른 쪽에서는 "지금이 기회다." 나는 두 병원 사이에서 갈팡질팡하며 거대한 선택의 기로에 서게 되었다.

마음속에서는 A 병원의 말을 믿고 싶었다. 수술을 통해 근본적인 치유가 가능하다는 말은 그동안의 항암 고통을 보상받는 느낌이었기 때문이다. 실제로 나는 수술을 결심하고 담당 의사에게 수술 일정을 문의하려던 참이었다.

그러나 순간, '혹시라도 다른 소견이 있을까?' 하는 마음에 신촌세브란스 강창무 교수님을 다시 찾아가기로 했다.

며칠 뒤 세브란스병원의 진료실. 강 교수님은 내 눈을 똑바로 바라보며 말했다.

"췌장암 수술은 목숨을 걸고 하는 수술입니다. 그리고 전이암이 있을 경우 수술은 금기입니다."

그리고 덧붙였다.

"항암 치료 효과가 좋고 환자분처럼 체력이 좋은 경우라면 간 전이도 항암으로 충분히 극복할 수 있습니다."

그 말은 마치 나에게 '죽음을 이기는 또 하나의 길이 있다'고 말하는 듯했다.

한편으로는 안도감이 들면서도 다른 한편으로는 혼란스러웠다. 1년 넘게 수술을 목표로 버텨 왔고, 그 수술을 하지 말라는 말을 들으니 무엇을 믿고 따를지 혼란스러웠다.

진료실 문을 나서며 참았던 눈물이 왈칵 터졌다. 아내 앞에서 감정을 주체할 수 없었다.

"이게 꿈이야? 현실이야?"

그토록 바라던 수술이 오히려 독이 될 수 있다는 말. 지금까지 견뎌 온 고통이 새로운 방향으로 이어져야 한다는 진실. 나는 침묵 속에서 '다시 항암이다'라는 사실을 받아들였다.

2단계 항암 치료가 시작되었다.

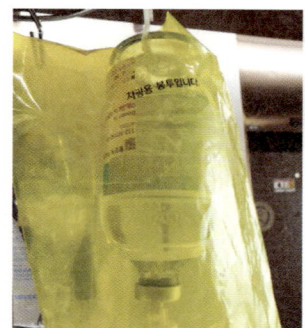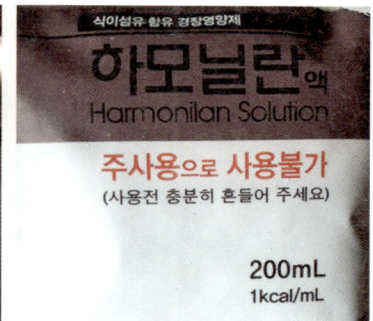

[그림. 입원 시 항암 주사와 영양제 – 투병에서 버텨 낸 원동력]

약제는 아브락산(Abraxane)과 젬시타빈(Gemcitabine), 1단계 항암이 '죽을 만큼 힘든' 입원 중심의 폴피리녹스 투여였다면, 2단계는 외래 치료였고 신체적 부담은 한결 덜했다. 하지만 부작용은 피할 수 없었다. 탈모는 물론이고 속 울렁거림과 피로, 극심한 무기력감이 반복되었다.

2개월마다 혈액검사와 CT, PET-CT 촬영이 이어졌다. 암 크기가 줄어들기를 바라는 마음으로 하루하루를 버텼다.

하지만 2022년 11월,

충격적인 수치를 마주하게 되었다. CA 19-9 수치: 2,056U/mL. 정상 범위가 37이하인데 무려 55배 이상 치솟은 것이다. 교수님도 깜짝 놀라셨다. 나는 말문이 막혔다.

"왜? 도대체 왜?"
죽을 각오로 버텨 온 시간이 배신이라도 한 것처럼 느껴졌다. 이 수치는 거의 100% 암이 다시 활성화되었음을 의미한다는 것이다. 하지만 이번에도 병원은 포기하지 않았다.

곧바로 다학제 진료가 열렸고,
방사선과에서는 금침 삽입 방사선 치료를 제안했다. 금식 후 정밀하게 조준된 방사선이 간에 퍼진 전이암을 정조준했다. 시술은 힘들지 않았고 나는 또다시 믿고 따랐다.

그리고 기적이 일어났다.
2023년 1월: 1,092, 2023년 3월: 101, 2023년 5월: 30.9. CA 19-9 수치가 급격히 떨어지면서 다시 항암 치료는 계속되었다. 마치 마라톤 42.195km 풀코스 주자가 죽음의 구간이라 할 수 있는 35km 전후를 달리는 느낌이었다.

급기야 2023년 10월,
"이 정도면 항암을 중단해도 되겠습니다."

그 순간, 진료실에서 나오며 나는 하염없이 울었다. 77회의 항암 치료, 30여 회의 방사선 치료, 3년 투병의 시간, 그 모든 시간을 살아냈다는 안도와 기쁨이 몸을 울컥 감싸왔다.

희망과 절망이 끊임없이 교차한 췌장암과 간 전이의 희비쌍곡선, 나는 결국 그 험난한 곡선을 끝까지 버텨낸 생존자가 되었다.

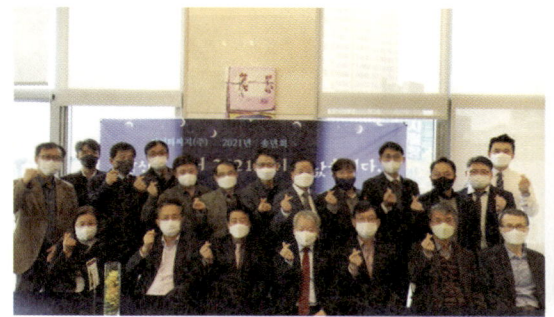 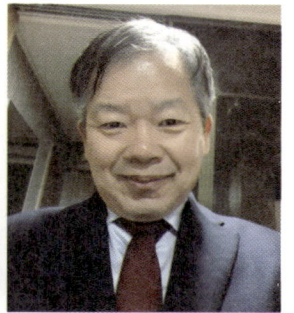

[그림. 한참 투병 중에도 '일'과 '사람'은 늘 가까이 했다.]

4. 기적 같은 현실에 눈물이 펑펑

2023년 10월.

췌장암 진단을 받은 지 꼭 3년. 간 전이암이 발견된 이후에도 2년이 넘는 시간 동안 총 77회의 항암 치료를 이어온 끝에 나는 다시 한번 정기 검사를 받았다.

CT 결과와 종양 수치를 확인하러 병원을 찾은 날, 나는 어느 때보다 긴장돼 있었다. 손끝은 차가웠고 속은 울렁거렸으며 머릿속에는 온갖 상상이 스쳐 지나갔다.

담당 의사 이충근 교수님은 모니터를 보며 조용히 말했다.

"췌장과 간 부위에서 암이 보이지 않습니다. 암 수치도 정상입니다.
이제 항암은 중단합시다."

순간 심장이 철렁 내려앉았다.

'지금… 뭐라고 하셨죠?'

교수님의 말이 믿기지 않아 되묻고 싶은 마음이 들었다. 한참을 기다렸던 말이었지만, 막상 듣고 나니 머릿속이 텅 비는 것 같았다.

나는 진료실을 나서자마자 주체할 수 없는 눈물을 쏟아 냈다. 무너질 듯 벅차올랐고, 목이 메어 아무 말도 나오지 않았다. 그동안의 고통과 두려움, 희망과 절망이 뒤섞인 시간이 눈물 한 방울 한 방울에 실려 쏟아졌다.

"이것이 인간 승리다. 신철, 너 정말 잘 버텼다. 수고 많았다. 고맙다."

나는 스스로에게 속삭였다. 이날만큼은 누구보다 나를 다독여 주고 싶었다.

2022년 11월, 간에 암이 다시 활성화되었을 때 CA 19-9 수치가 2,056까지 치솟았던 순간이 떠올랐다. 절망감에 빠져들었지만 포기하지 않고 방사선 치료를 결심했던 그때 치료 후 수치는 절반으로 줄었고 결국 2023년 5월에는 30.9까지 떨어져 정상 수치를 회복했다.

나는 분명 그때부터 기적의 예고편을 살아 내고 있었던 것이다. 간 전이라는 치명적 상황에서도 수술 없이 나는 살아남았다.

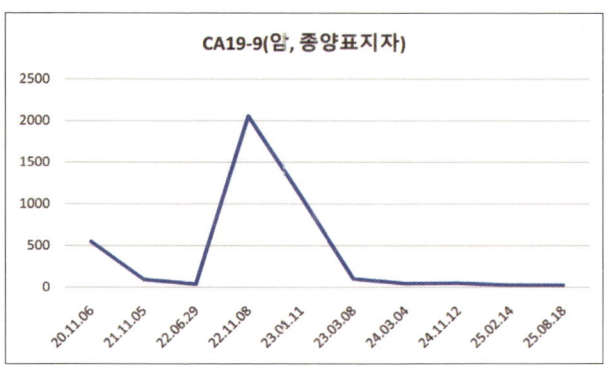

[그림. 췌장암 종양 지표로 주로 활용되는 CA19-9 변동 추이]

무려 100회의 치료를 견디며 의학적으로는 10%도 안 되는 확률을 현실로 만들었다. 그동안 나를 이끌어 준 이들이 떠올랐다.

눈물을 흘려 가며 기도해 준 아내, 병실에서 내 손을 꼭 잡아 준 아들, 사소한 말 한마디에도 응원의 에너지를 보내 준 친구들, 묵묵히 치료에 헌신한 의료진.

그들의 존재가 내 생명줄이었다. 그리고 무엇보다 나 자신이 자랑스러웠다. 죽음 앞에서도 나를 놓지 않았던 마음, 희망을 향해 한 걸음씩 내디뎠던 발걸음, 삶의 의미를 되찾기 위한 몸부림.

그 모든 것이 쌓여 지금의 기적 같은 현실을 만든 것이다. 하지만 나는 안다. 이제부터가 더 중요하다는 것을. 암은 사라졌지만, 재발과 전이는 늘 그림자처럼 따라다니는 법이다.

그래서 나는 다짐했다. 이 몸을 다시는 암이 살 수 없는 토양으로 만들겠다고. 이제 나는 단순한 생존자가 아니라 삶의 철학을 가진 건강 실천가가 되었다. 그리고 그 핵심이 바로 6G 건강 비법이다.

**좋은 마음으로,
좋은 음식을 먹고,
좋은 운동을 하며,
좋은 치료를 믿고 따르고,
좋은 관계 안에서,
좋은 습관으로 삶을 새로 쓰는 것.**

이것이 내가 살아온 길이고, 앞으로 누군가에게 전하고 싶은 희망의 이정표다.

다음 장부터는 내 몸을 살린 그 구체적인 실천법, 기적의 6G 건강법에 대해 이야기하고자 한다.

제2장

기적의 6G 건강법 탄생

1. 6G란 무엇인가

췌장암 4기. 의학적으로도 가장 독한 암이다. 그 암을 수술 없이 총 77회의 항암 치료와 30여 회의 방사선 치료만으로 이겨 낼 수 있었던 건 결코 우연이 아니었다.

그 중심에는 "6G", 즉 내가 직접 체득하고 실천한 6가지 건강의 철학과 방법이 있었다. 나는 이 경험을 단순히 한 사람의 '운 좋은 기적'으로 남기고 싶지 않았다. 나처럼 암이라는 벼랑 끝에 서 있는 사람들에게 희망의 방법, 실천의 도구, 그리고 삶을 바꾸는 선택지로 전하고자 했다.

그래서 그동안 **해 온 실천을 정리하고 하나의 체계로 다듬은 것이 바로 건강 비법 6G다.**

💚 6G는 무엇의 약자인가

6G는 다음 여섯 가지 영역의 실천을 의미한다.

- GM – Good Mind: 좋은 마음
- GF – Good Food: 좋은 음식
- GE – Good Exercise: 좋은 운동
- GC – Good Clinic: 좋은 치료
- GR – Good Relationship: 좋은 관계
- GH – Good Habit: 좋은 습관

이것은 단순한 키워드가 아니다.

삶을 바꾸는 핵심 요소들이며 나를 살리고 회복시키고 지금도 유지하게 만드는 실전 건강 철학이다.

💚 왜 나는 6G를 만들었는가

췌장암 3기 진단 후 단 몇 달 사이 간 전이로 암 4기가 되었을 때, 내게

는 두 가지 선택지가 있었다. 절망하며 병세의 흐름을 따르며 버티는 삶, 나만의 원칙과 실천법을 만들어 능동적으로 관리하는 삶. 나는 후자를 선택했다. 그리고 그 선택은 옳았다. 병원 치료만으로는 한계가 있었다.

수술, 항암, 방사선이라는 표준 치료의 틀 속에서 내 몸은 점점 지쳤고, 치료 후유증은 갈수록 커졌다. 그때 깨달았다.

"병을 고치는 것은 병원일지 몰라도 건강을 되찾는 것은 나 자신이어야 한다."

그리하여 나는 나만의 실천 기준을 세우기 시작했고, 하나하나 정리해 가며 탄생한 것이 6G였다.

💚 6G는 의학적인 대안인가

나는 의사도 한의사도 아니다. 하지만 77회의 항암과 3년 넘는 실전 투병 경험을 가진 사람이다. 6G는 의학적 치료의 대안이 아니라 보완적 실천 시스템이다.

즉 병원에서 받는 치료(Clinic)는 하나의 축이고, 내가 실천하는 다섯 가지(GM, GF, GE, GR, GH)는 그 치료의 효과를 높이고 몸의 회복력을 증폭시키는 주체적 실천 전략이다.

💚 6G는 이렇게 작동한다

당신이 지금 어떤 질환을 겪고 있든, 혹은 질병이 없더라도 건강한 삶을 오래 유지하고 싶다면 이 여섯 가지 질문을 스스로에게 던져야 한다.

- 나는 지금 긍정적인 마음을 가지고 있는가? (GM)
- 나는 몸에 맞는 음식을 제대로 먹고 있는가? (GF)

- 나는 매일 움직이고 운동하고 있는가? (GE)
- 나는 병원과 의료진을 신뢰하고 협력하며 치료받고 있는가? (GC)
- 나는 가족, 친구, 사회와 좋은 관계를 맺고 있는가? (GR)
- 나는 이 모든 것을 반복하고 습관화하고 있는가? (GH)

이 중 하나라도 무너지면 건강의 균형은 흔들리기 시작한다.

💚 6G는 실천 도구이자 건강지표다

나는 지금도 매년 6G 자가 진단표를 작성한다. 각 영역마다 나의 현재 수준을 체크하고 취약한 부분을 집중 보완한다. 내게 6G는 더 이상 개념이 아니라 일상의 루틴이며, 생존 그 이후의 삶을 지키는 도구다.

💚 누구에게 필요한가

암 환자, 투병 중인 환우, 만성질환자(당뇨, 고혈압, 고지혈증), 가족력으로 건강 불안이 있는 사람, 중장년, 노년기에 접어든 모든 이들, 건강하게 나이 들고 싶은 당신, 즉 6G는 지금 살아 있는 모든 이들을 위한 건강 지침서이다.

💚 6G는 순환하며 연결된다

예를 들어 좋은 마음(GM)을 품으면 식욕도 안정되고(GF), 몸을 움직일 의욕이 생기며(GE), 자기 주도적으로 병원 치료를 받게 된다(GC). 가족과 따뜻한 교감이 생기고(GR), 그 모든 게 습관이 되어 삶에 스며든다(GH).

6G는 따로따로가 아니라 선순환의 고리다. 그리고 그 고리는 나를 죽음의 문턱에서 끌어낸 구원의 사다리였다.

나는 왜 살아남았는가

많은 사람들이 묻는다.

"어떻게 살아남았나요?"

나는 대답한다. "6G를 믿고 실천했기 때문입니다." 이제부터 당신과 함께 그 여섯 가지 실천 항목들을 하나하나 펼쳐볼 것이다. 내가 어떻게 실천했고, 그 결과 어떤 변화가 일어났는지, 그리고 당신도 지금 당장 어떻게 시작할 수 있을지를 구체적으로 알려 드릴 것이다.

이것이 바로 6G의 출발점이다. 당신도 지금부터 나와 같은 기적의 시작점에 설 수 있다.

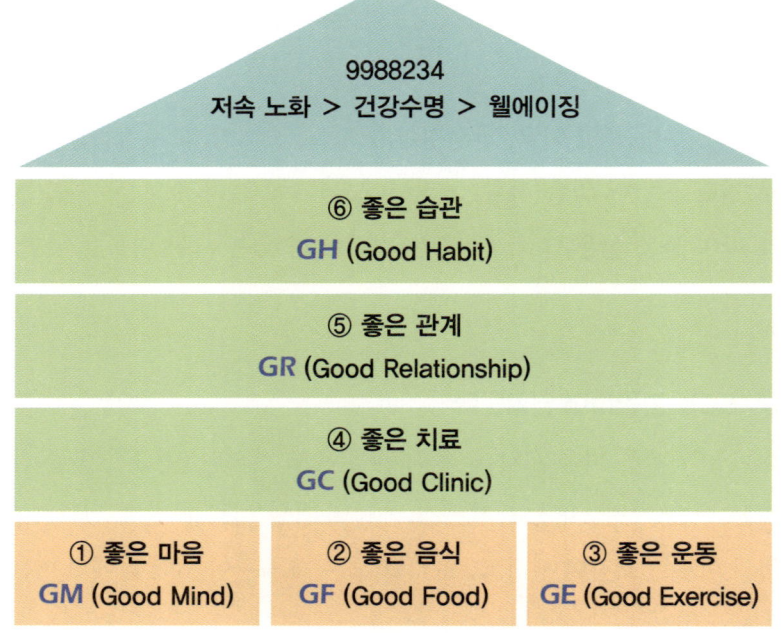

[그림. 6G 개념도]

2. 왜 6G인가

　나는 2020년 11월 췌장암 3기 진단을 받은 이후, 총 77회의 항암 치료와 30회 이상의 방사선 치료, 그리고 수십 차례에 걸친 CT, MRI, PET-CT 검사와 조직검사를 거치며 죽음과의 기나긴 사투를 벌였다.

　사람들은 나에게 묻는다.
"어떻게 그렇게 오랫동안 항암을 버틸 수 있었나요?"

　그 질문에 나는 한 치의 망설임도 없이 이렇게 대답한다.
"6G 덕분입니다."

💚 항암 치료는 말처럼 간단하지 않다

　많은 이들이 항암 치료를 단순히 '약을 맞는 것' 정도로 생각한다. 그러나 항암은 그 이상의 전신 공격이다. 한 번의 항암은 암세포뿐 아니라 정상 세포까지 괴사시키며, 몸 전체를 산산조각 내는 고통을 동반한다.

　입맛은 사라지고 머리카락은 빠지고 구토와 오심에 시달리고 백혈구와 혈소판이 줄어 면역력은 바닥을 친다. 공황장애처럼 한밤중에 숨이 막혀 병실에서 주사 바늘을 뽑고 도망치고 싶을 때도 있었다.

　하지만 나는 무려 77회나 항암을 받았다. 심지어 치료 중단 없이 매번 항암 효과를 유지하며 치료를 이어 갈 수 있었다. 의사들도 신기해 했다.

어떻게 3~5회만 해도 중단되는 경우가 많은 독한 항암제(특히 폴피리녹스)를 그렇게 오랫동안 견뎌냈느냐고.

정답은 분명하다. 나는 6G를 철저히 실천했기 때문이다.

암을 이기는 데 필요한 두 가지

현대의학은 '수술, 항암, 방사선'이라는 표준 치료법을 제공한다. 그런데 대부분의 환우들은 이 세 가지 치료를 전부로 오해한다. 하지만 나는 다르게 생각했다. 병을 없애는 것과 건강을 되찾는 것은 다르다. 그래서 병원 치료는 '기본'으로 받되, 내가 건강을 다시 세우는 '방법'은 스스로 책임지기로 했다.

이때부터 나는 마음, 음식, 운동, 관계, 습관까지 하나하나를 정리하고 실천한 끝에 '6G'를 확립하게 된 것이다.

왜 6G인가

암 환자에게 가장 중요한 것은 무엇일까?

고통의 완화, 치료 효과의 극대화, 면역력과 회복력 유지, 재발과 전이의 예방, 삶의 질 향상 등 이 다섯 가지는 놀랍게도 병원 치료만으로는 모두 충족할 수 없다.

하지만 6G는 이 다섯 가지를 포괄한다.

- 좋은 마음(GM) – 두려움과 불안을 이겨 내는 정신적 중심을 제공
- 좋은 음식(GF) – 면역력을 회복시키는 영양의 기초
- 좋은 운동(GE) – 혈액순환과 체력 유지를 통해 치료, 내성 감소
- 좋은 치료(GC) – 의사에게 전적으로 의존하지 않고 내 몸의 상태를 스스로 인식하고 조율하는 데 도움
- 좋은 관계(GR) – 외로움을 덜고, 살아야 할 이유를 만드는 심리적 면역력을 제공
- 좋은 습관(GH) – 이 모든 요소를 체화시켜 다시는 병이 돌아오지 않는 '건강한 토양'을 만드는 데 핵심

병원 치료의 한계를 넘어서는 삶의 전략

한 가지 사례가 있다. 나는 2022년 말, 간 전이 암이 다시 활성화되어 암 수치 CA 19-9가 무려 2,056까지 올라간 적이 있다. 그때 방사선 치료와 함께 다시 한번 6G를 강화하며 루틴을 점검하고 실천에 집중했다. 결과는 드라마 같았다.

  2023년 1월: 1,092, 3월: 101, 5월: 30.9 (정상 수치 복귀)

이것은 단지 치료의 결과만이 아니라 삶의 변화가 이룬 기적이었다.

6G는 건강 수명 시대의 필수 전략이다

지금 대한민국은 평균 수명이 86세, 곧 120세 시대를 이야기한다. 하지만 수명이 늘어난 만큼 건강 수명은 짧아지고 있다. 60대부터 시작되는 각종 질환인 치매, 당뇨, 심혈관계 질환, 가족의 삶까지 무너뜨리는 '질병 노년기', 그렇기에 우리는 이제 질병 예방과 회복을 아우르는 건강 철학을 가져야 한다. 그리고 나는 그 답을 6G에서 찾았다.

💗 요약: 왜 6G인가

6G는 단순한 치료를 넘어 삶의 방향과 회복의 구조를 만든다. 암뿐 아니라 6G는 모든 중장년·노년의 건강 관리 도구가 된다. '병원'에서 '삶'으로 건강의 무게중심을 이동시킨다.

가장 중요한 것은 누구나 실천 가능하다는 점이다.

번호	6G	약어	설명문
1	좋은 마음 (Good Mind)	GM	자신의 삶에 대한 애정을 바탕으로 늘 긍정적이고 남에게 피해 주지 않으며 선하게 생활하고 특히 불행한 일이 닥쳤을 때 강한 삶의 의지로 '위기를 오히려 기회'로 생각하는 마음이며 건강한 신체를 지탱해 주는 건전한 마음
2	좋은 음식 (Good Food)	GF	유기농, 천연재료를 바탕으로 가공되지 않은, 건강을 증진시키는 맛있는 음식. 영양이 풍부하고 안전하며 감각적으로 만족스러운 음식으로 몸과 마음에 긍정적 영향을 끼치고 전반적인 웰빙을 지원하는 음식이자 식습관
3	좋은 운동 (Good Exercise)	GE	건강한 신체를 유지하고 저속 노화를 유도하면서 늘 건강하고 활력 있게 살아가기 위해 일상적, 습관적으로 실천해야 할 필수 활동으로 혈액순환을 원활히 해 주고 수면의 질을 높여 주어 결국 면역세포를 활성화시켜 주고 크게 유·무산소 운동과 근력 운동으로 구분
4	좋은 치료 (Good Clinic)	GC	아픈 몸을 치유하여 건강한 몸으로 회복시켜 주는 것으로 크게 병원 치료(수술, 방사선, 항암제)와 대체 치료(온열 치료, 산소 치료, 자연 치유)를 적절히 활용하며 특히 자기 주도적 치료를 통해 근본적으로 건강한 체질로 바뀌어 질병의 조건에서 이탈시켜 주는 것
5	좋은 관계 (Good Relationship)	GR	건강하고 활기차게 살아가는 데에, 특히 투병 생활이나 극한상황에 직면하여 자신과의 싸움에서 극복할 수 있는 가장 큰 에너지원으로, 자신을 둘러싼 이해관계자들과의 원활한 교감이며 특히 노후에 행복한 삶을 영위하고 웰에이징에 필요한 요소
6	좋은 습관 (Good Habit)	GH	6G가 일회성이 아닌 규칙적, 반복적으로 실행되어 내재화, 자신 몸에 체화되어 세포까지 기억할 수 있도록 하는 프로그램으로 건강 수명을 연장하는 가이드라인을 제시함

[표. 6G 설명문]

[6G의 key word]

건강 비법 6G

01 GM / 좋은 마음
- 맘먹기 나름, 생각하는 대로 – 네가 이기냐, 내가 이기냐 – 긍정 생각
- 일을 계속해야 하나 다 내려 놓고 산으로 가야 하나 – 일과 병행
- 이기는 암(병) 악착같이 될 때까지 끝까지 짝짝~~ 필승의지
- 기도와 명상으로 평상심을 찾아야 – 항시 마음이 흥분되지 말고
- 강한 자가 살아남는 게 아니라 살아남은 자가 강하다 – 아직 살아 있어

02 GF / 좋은 음식
- 60년 동안 먹은 것을 보면 살아 있는 것이 기적
- 치료 중에는 입맛 당기는 대로 먹어야 치유된다
- 면역력 회복, 상승에 좋은 음식 골라 먹기
- 가능한 한 집밥 먹고 외식의 경우 챙겨먹기 3대 요소(위생, 건강, 맛) 챙기기
- 자신의 몸/체질에 맞는 음식을 머리에 넣고 다니자 – 자연 치유

03 GE / 좋은 운동
- 누죽걸산 – 걸으면 90% 병0 낫는다, 매일 평균 1만 보 걷기
- 균형적인 운동으로 최적의 신체 조건 유지하라(유산소, 무산소)
- 허벅지, 종아리 근육이 빠지면 치료가 무너진다
- 수시 상체 근육 운동을 통해 근육량을 유지하라 – 근테크
- 자신의 조건에 맞는 운동을 개발하여 꾸준히 반복하라

04 GC / 좋은 치료
- 소신을 갖고 자기 주도적 치료(Self-Directed Treatment)를 하라
- 대체 치료를 병행해서 치료의 상승 효과를 높이자
- 주기적으로 치유 센터에 들어가 심신(영과 육)을 치유하자
- 건강 대학에 다닌다는 생각으로 병원에 대한 부정적 인식을 버려라
- 병실 적막에 하염없이 눈물은 쏟아지고 – 이 또한 지나가리라

05 GR / 좋은 관계
- 빨리 가려면 혼자 가고 멀리 가려면 같이 가라
- 적절한 SNS활동으로 주변과 교감하고 소통하라
- 봉사와 헌신으로 자신의 존재감을 찾아라
- 돈은 숨기고 병은 소문내라 그것이 해법을 찾는 데 유용하다
- 아빠 내가 지켜 줄게(아들), 항상 내가 있어(부인), 언제든 call(친구)

06 GH / 좋은 습관
- 생각이 바뀌면 행동이 바뀌고 습관이 바뀌고 운명이 바뀐다
- 나의 건강을 어떻게 관리해 나갈지 진지하게 구상하라
- 6G 진단을 통해 자신의 취약점을 보완해 나가자
- 건강 관련 끊임없는 학습과 실천을 통해 저속 노화, 건강수명 연장
- 우선 실행하고 생각하고 고쳐 가면서 완성하자

[그림. 6G key word]

3. 6G의 기대 효과

많은 사람들이 이렇게 묻는다.

"6G를 하면 정말 달라지나요?"
"그렇게 생활을 바꾸는 것만으로 암도 나을 수 있나요?"

이 질문은 마치,

"정말 긍정적인 마음 하나로 병이 나을 수 있나요?"
"식단과 운동, 관계를 바꾸는 것만으로 수명이 늘어날 수 있나요?"
하는 물음과 비슷하다. 내 대답은 단순하고도 명확하다.

"예, 저는 그렇게 살아남았고, 지금도 건강하게 살아가고 있습니다."

6G는 단순한 건강법이 아니다.

6G는 단지 건강에 '도움이 되는 습관'이 아니다. 6G는 삶을 회복하는 시스템이다. 이건 병을 이겨 내고 삶을 회복하며 노화를 늦추는 실천 시스템이다. 병원에서 수술대 위에 올라가는 순간 모든 주도권은 의료진에게 넘어간다. 하지만, 병원 밖에서 하루 24시간 매일 반복되는 선택과 실천은 나 자신만이 할 수 있는 일이다. 그 실천을 어떤 방향으로 어떻게 이어 가느냐가 회복 속도와 예후, 삶의 질을 결정짓는다.

💚 6G가 실제로 만든 변화들

1. 암 크기 감소 → 생존 확률 증가

2020년 말, 췌장 부위에 5cm가 넘던 암 덩어리가 6G 실천과 병원 치료 병행을 통해 2021년 봄엔 1cm만큼 가까이 줄었다. 그 후 간 전이까지 겪고도 6G를 더 강화한 결과, 2023년 10월 암 수치 완전 정상화, 항암 치료 중단 판정이라는 '기적 같은 현실'을 맞이했다.

2. 면역력 회복 → 항암 지속 가능성 증가

항암 부작용으로 대부분 치료를 중단하는 현실에서 나는 77회 항암 치료를 거의 중단 없이 이어 갈 수 있었다. 그 배경에는 6G의 핵심 구성 중 '음식, 운동, 관계, 습관'이 면역세포(백혈구, 호중구, 혈소판)를 항상 기준 이상으로 유지시켜 준 덕분이다.

3. 삶의 질 향상 → 일상 회복과 복귀

병상에서 신음하며 누워 있을 수도 있었지만, 나는 매일 병원 복도를 걸었고 항암 후 삼계탕 한 그릇을 뚝딱 해치우고 "감옥에서 풀려난 기분이다"라고 외칠 정도로 생활 에너지를 유지했다.

6G는 단지 병을 이기기 위한 수단이 아니라 '살아 있음을 느끼게 하는 실천'이었다.

💚 6G는 누구에게 어떤 효과를 주는가

- 암 환우: 면역력 강화, 부작용 완화, 생존율 향상, 희망 회복
- 중장년/노년층: 저속 노화, 웰에이징, 우울·불안 감소, 체력 회복

– 만성질환자(당뇨·고혈압 등) : 혈당·혈압 안정화, 약물 의존도 감소
– 일반인 : 건강 루틴 형성, 심신 안정, 일과 삶의 균형 회복
– 가족/보호자 : 정서적 안정, 돌봄 스트레스 감소, 가족 유대 강화

💚 6G는 서로 연결되고 선순환한다

6G의 진짜 힘은 각각 따로 작동하지 않는다는 데 있다. 좋은 마음을 가지면 식욕이 살아나고 좋은 음식을 먹으면 에너지가 생겨 운동할 힘이 생긴다. 규칙적인 운동은 수면을 돕고 몸이 회복되면 사람들과의 관계도 활발해진다. 이 모든 것이 일상 속에 반복되면 '습관'이 되고 결국 몸이 기억하는 건강 체질로 변한다.

이것이 바로 6G가 말하는 총체적 건강 전략이다.

💚 6G 기대 효과 정리

좋은 마음(GM) : 스트레스 완화, 자율신경 안정, 면역력 상승,
　　　　　　　　정서적 치유
좋은 음식(GF) : 영양 밸런스 회복, 장 건강 개선, 염증 완화, 체질 개선
좋은 운동(GE) : 혈액순환 촉진, 근육 유지, 수면 질 향상, 정신 안정
좋은 치료(GC) : 치료 효과 증대, 부작용 최소화, 자기 주도 회복 유도
좋은 관계(GR) : 정서적 지지, 회복의 동력 확보, 고립감 극복
좋은 습관(GH) : 루틴 정착, 전신 건강 유지, 재발 방지, 수명 연장

💚 6G는 의학을 보완하는 삶의 기술이다

나는 의학을 부정하지 않는다. 오히려 6G는 의학적 치료의 효과를

극대화하기 위한 삶의 기술(life skills)이라 생각한다. 수술을 하지 않고도 회복된 나의 사례처럼, 삶을 바꾸는 실천은 병의 방향도 바꿀 수 있다.

💚 나는 지금도 매일 6G를 실천한다

2023년 항암 치료가 종료된 후에도 나는 매일 6G 루틴을 기록하고 주간별 점검표를 체크하며 몸과 마음을 관리하고 있다.

왜냐하면 나는 알기 때문이다. 이 건강이 '우연'이 아니라 '결과'라는 것을. 그 결과는 바로 6G라는 나의 작은 실천이 매일 모여 만든 기적이라는 것을.

다음 장에서는 이제 6G의 실천 항목 하나하나를 본격적으로 살펴본다. 그 첫 번째는 바로 삶의 방향을 바꾸는 힘, 【좋은 마음(Good Mind, GM)】이다.

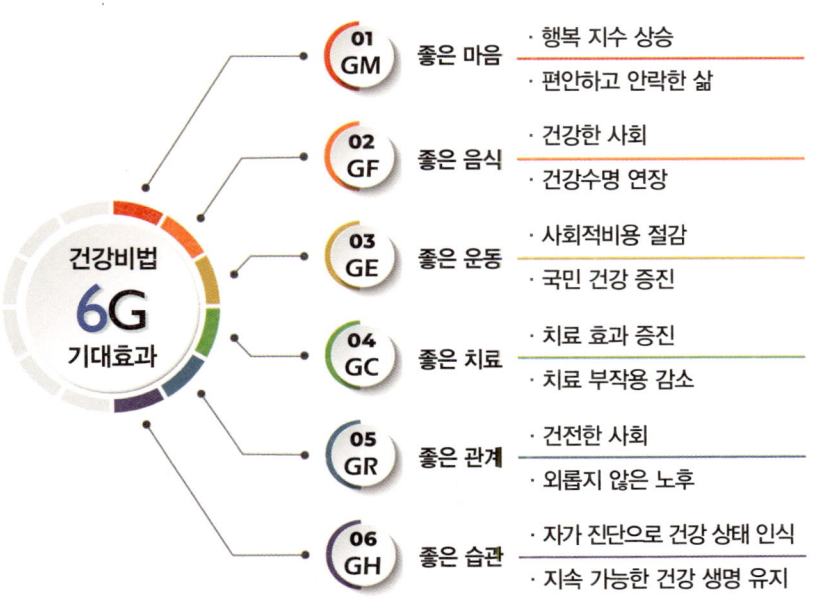

[그림. 6G 기대 효과]

제3장

생존을 넘어
삶의 길로 가는 길

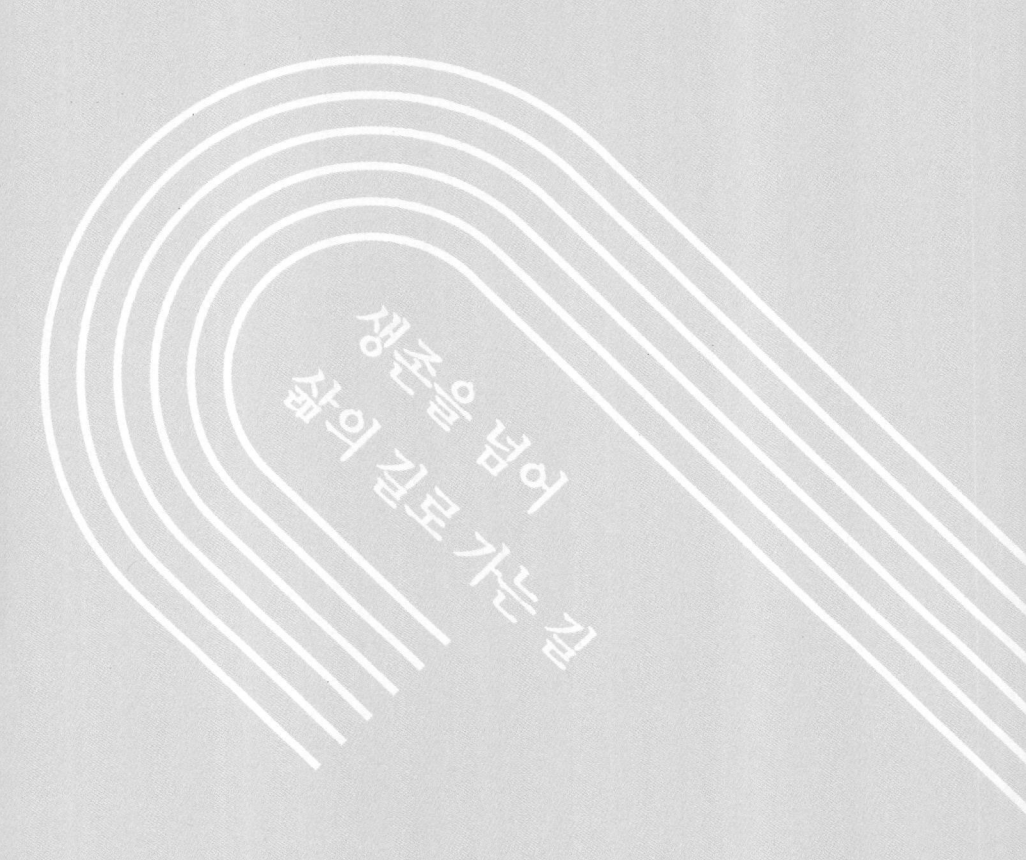

1. 좋은 마음(Good Mind: GM)

- 몸을 살리는 힘은 결국 마음에서 비롯된다

❖ GM은 치유의 시작이자 회복의 열쇠다

건강한 삶을 영위하는 데 있어 '좋은 마음(Good Mind, 이하 GM)'은 그 자체로 기초이자 중심축이다. 특히 암과 같은 중대한 질병과 싸우는 환우들에게 GM은 선택이 아닌 필수이다.

몸이 병들었을 때, 치료의 출발점은 단순히 약이 아니라 그 병을 이겨 낼 수 있다는 마음의 준비에서 비롯된다. 나는 지난 4년 9개월 동안(2020년 11월~ 2025년 8월) 삶과 죽음의 경계에서 수없이 오르내리는 극한의 투병 생활을 경험했다.

입원과 항암, 방사선, 수혈, 공황의 밤들…. 그 모든 과정 속에서 나를 지켜 준 가장 큰 힘은 '좋은 마음' 하나였다. GM은 치료를 돕는 약이면서, 동시에 스스로를 사랑하는 연습이었다.

마음이 무너지면 몸도 무너졌다. 하지만 마음을 다잡으면 몸도 어느새 따라오고 있었다. 치유는 단지 물리적인 작용이 아니라 의지와 용기의 합작품임을 나는 뼈저리게 느꼈다.

❖ 마음의 상태가 회복의 속도를 결정한다

병원에서 수많은 환우들과 함께 지내며 한 가지 확신이 생겼다. 같은 병, 같은 치료를 받아도 회복 속도는 천차만별이었다. 그 차이를 가르는 결정적 요인은 체력도, 병원도, 약도 아닌 마음가짐이었다. 어떤 이들은 치료 전부터 포기했다. "어차피 죽을 병인데…"라는 체념 속에서 자신을 잃어버렸고, 어떤 이들은 비록 몸은 약했지만 끝까지 싸우겠다는 의지로 병마를 눌렀다.

나는 그 둘 사이에 존재하는 '보이지 않는 마음의 힘'을 느꼈고, 그 힘이 바로 GM의 본질이라는 것을 알게 되었다. GM은 단순한 긍정의 감정이 아니다. 삶을 대하는 태도이며, 고통을 견디는 지혜이고, 회복을 이끄는 불씨이다.

❖ 나의 정의: GM은 '삶을 사랑하는 용기'다

나는 GM을 이렇게 정의하고 싶다. **"GM이란 자신의 삶에 대한 애정을 바탕으로, 늘 긍정적으로 세상을 바라보고, 남에게 피해 주지 않고 선하게 살아가며, 특히 불행한 일이 닥쳤을 때에도 위기를 기회로 바꾸는 강한 삶의 의지를 품는 마음이다."**

GM은 단순히 착한 마음이 아니다. 삶이 나를 시험할 때, 그 시련을 견디고 껴안을 수 있는 용기이다. 아파도 다시 일어서겠다는 마음, 끝까지 나를 포기하지 않겠다는 다짐, 그리고 무엇보다도 자신을 믿고 사랑하는 마음이 GM의 가장 깊은 본질이다.

❖ 건강한 신체는 결국 건강한 마음에서 시작된다

사람들은 몸이 건강하면 마음도 편하다고 생각하지만, 나는 마음이 먼저 건강해야 몸도 회복할 수 있다는 걸 온몸으로 체험했다. 절망의 순간에도 '괜찮아, 이 또한 지나갈 거야'라고 스스로를 다독였다. 다시 기운을 차리며 몸을 일으켜 운동을 했고, 음식을 준비했고, 가족의 손을 잡았다.

그 작은 행동들, 그 사소한 의지들이 나의 면역력을 일으켜 세운 기적의 씨앗이 되었다. GM은 단지 하나의 태도가 아니다. 그것은 치유의 시작이며, 살고자 하는 모든 존재에게 주어진 가장 위대한 무기다.

나는 그 무기를 믿었고, 지금도 매일같이 연마하며 살아가고 있다. 그리고 그 덕분에 오늘도 숨 쉬고 있다.

1) 생각하는 대로, 마음먹은 대로 몸은 따라온다

▶ 하늘이 무너져도 솟아날 구멍이 있다

이 말은 아무리 어려운 상황이라도 해결책이 존재한다는 희망의 메시지다. 암 선고 앞에서도 굴하지 않는 자세와 태도가 왜 중요한지를 상징한다.

나는 2020년 11월 10일, 느닷없이 췌장암 3기 판정을 받았다. 의사는 "3~5년 생존이 어려울 수 있습니다"라고 말했다. 마치 하늘이 무너져 내리는 듯한 충격이었다.

그러나 가족, 친구, 지인들의 응원과 격려 덕분에 빠르게 정신을 차릴 수 있었고, 모든 것을 겸허히 받아들이기로 했다. 그리고 마음먹었다. "하루하루 최선을 다하자." 그렇게 투병이 시작되었다.

▶ 유사한 병, 다른 결과 - 왜?

같은 병, 같은 치료를 받아도 결과는 모두 다르다. 그 차이를 만드는 가장 큰 이유는 환자 개개인이 어떤 생각을 하느냐, 즉 마음가짐이다.

미국 하버드 의과대학의 연구에 따르면, 긍정적인 사고를 유지하는 환자가 그렇지 않은 환자보다 치료 효과가 높고 회복 속도도 빠르다고 한다.

또 다른 연구에서는, 암 환자 중 희망적이고 적극적인 태도를 가진 그룹이 그렇지 않은 그룹보다 생존율이 유의미하게 높다는 결과가 발표되기도 했다. 이러한 연구들은 마음가짐이 신체 회복에 중요한 영향을 미친다는 사실을 뒷받침해 준다.

▶ 우리 몸(신체)은 생각하는 대로 따라간다

긍정적으로 생각하면 긍정적인 결과가 생긴다. 부정적으로 생각하면 부정적인 결과를 초래할 가능성이 높다. 즉 정신이 육체를 지배한다. 나는 이것을 치유 방정식 '영(靈):육(肉) = 7:3'으로 표현한다.

▶ "여행 가듯 병원을 간다."

내가 인상 깊게 들었던 이야기 중 하나는 6년째 암 투병 중인 J 여사의 사례다. 췌장암 3기 말, 수술 2회, 캐리어를 끌고 예쁜 옷을 입고 병원에 간다. 병원 도시락도 정성스럽게 준비한다. 매년 재발했지만, 지금도 "이 순간이 내 인생 최고의 봄날"이라고 말한다.

이 이야기는 성모꽃마을 박창환 가밀로 신부님께서 전해 주신 말로, 나에게도 큰 울림을 줬다. 병원은 두려움의 공간이 아니라 회복을 위한 나의 여정을 돕는 '여행지'라는 생각이 들었다.

▶ 치료의 70%는 '마음'이다

대부분의 환우들은 병원의 항암, 방사선, 수술 등 표준 치료법에만 의존한다. 하지만 나는 그것이 전체 치료의 30%에 불과하다고 생각한다. 나머지 70%는 영적인 치유, 즉 마음의 관리다. 이 마음의 관리는 병원 치료의 효과를 높여 준다. 동시에 암세포가 다시는 서식할 수 없는 몸의 환경을 만들어 준다.

▶ 플라시보 효과는 실제다

나는 치료 중 "이 약을 먹으면 반드시 좋아질 거야"라는 플라시보(placebo) 효과를 직접 체험했다. 한번은 항암 부작용으로 인해 기운이 없고 침대에서 일어날 수조차 없었지만, 의료진이 새 보조제를 처방해 준 후 '이걸 먹으면 힘이 날 거야'라는 생각과 함께 복용하자 정말로 다음 날 컨디션이 좋아졌다.

그 이후 나는 확신했다. 긍정적인 마음은 몸을 회복시킨다. 치료 중 긍정적인 마음을 갖는 것은 단순한 태도를 넘어서 생존과 직결된 전략이다.

▶ 정리

마음의 방향이 몸의 반응을 이끈다. 정신의 힘은 병원 치료 이상의 회복력을 발휘할 수 있다. 플라시보 효과는 마음이 몸을 어떻게 치유하는지를 보여 주는 대표 사례다. 결국 몸을 살리는 건 약과 의사만이 아니다. '나의 마음'이 핵심이다.

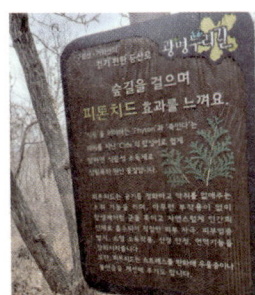 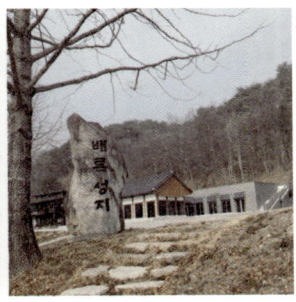

[그림. 영육간 건강을 위해 피톤치드와 성지순례 기도]

2) 일을 계속해야 하나, 모든 것을 정리하고 산으로 가야 하나

암 선고 후 가장 먼저 떠오른 질문이다.

2020년 11월, 췌장암 3기 시한부 판정을 받은 직후, 나를 덮친 감정은 단순한 충격이 아니었다. 그보다 더 깊은 차원의 혼란이었다.

'이제부터 뭘 해야 하지?'
'모든 걸 접고 조용히 쉬는 삶을 선택해야 하나?'

나는 사업도 하고 있었고, 다양한 사회 활동도 병행하고 있었다. 매일 일정을 바쁘게 보내던 내가 하루아침에 '암환자'가 되었다. 이 상황에서 삶의 모든 것을 정리하고 조용히 산속 암자에 들어가듯 살아야 하는 걸까?

▶ 정리 vs 지속: 나의 선택

그 고민 끝에 나는 결론을 내렸다. 몸은 치료에 집중하고 마음은 사명을 붙들자. 삶을 모두 정리하는 대신 치료에 방해되지 않는 범위 내에서 나의 정체성과 열정을 유지하기로 했다.

물론 대부분의 일은 내려놓았다. 하지만 '나를 살리는 일'과 '남을 살리는 일'만큼은 놓지 않았다. 항암 치료 중에도 사람들과 소통했다. 내 경험을 정리해 블로그에 글을 올렸다. 종교적 묵상과 기도를 멈추지 않았다. 그렇게 하면서 오히려 병에 대한 두려움은 줄어들었고, 내 삶은 투병이 아니라 회복을 향한 여정이 되었다.

▶ 정말 산으로 가야 하는가?

"다 접고 산으로 들어가야 하나요?"라는 질문을 받은 적이 있다. 나는 이렇게 답했다. "아니요. 진짜 필요한 건 물리적인 산이 아니라 내 안의 평온한 공간입니다."

세상의 소음을 잠시 멀리하고 마음을 들여다볼 수 있다면, 그것이 곧 '산'이다. 내 경우, 내장산에서의 체류가 그러한 경험이었다. 그곳에서 나는 비우는 훈련, 내려놓는 훈련, 그리고 다시 세상으로 돌아오는 용기를 얻었다.

▶ 내가 선택한 또 하나의 일: 회복을 나누는 일

몸이 좋아지기 시작하자 나는 결심했다.

"이 회복의 경험을 누군가에게 전하고 싶다."

그 마음이 지금의 《건강 비법 6G》를 쓰게 된 동력이 되었다. 이 책은 단지 나의 투병 기록이 아니라, 내가 다시 살아가기로 한 결심의 산물이다. 사람은 일을 통해 생기를 얻는다. 특히 누군가를 돕는 일, 의미 있는 일은 더욱 그렇다. 치료 중이라도 삶을 포기하지 않는다는 메시지를 스스로에게 전할 수 있는 작은 '일'을 선택해 보길 바란다.

▶ 정리

암 선고 직후, 삶을 완전히 멈출지 지속할지의 고민은 자연스럽다.

중요한 건 '무엇을 지속할 것인가'에 대한 선택의 기준을 세우는 것이다. 치료에 방해되지 않는 한, 의미 있는 일은 오히려 회복의 에너지가 된다.

진짜 필요한 건 산이 아니라 내 안의 평정과 여백이다. '살기 위한 일'이 아니라 '살리는 일'을 선택할 때, 삶은 다시 움직이기 시작한다.

3) 이기는 암(병) 악착같이 될 때까지 끝까지 짝짝짝

2020년 11월 10일.

그날 나는 '췌장암 3기'라는 무서운 이름의 병을 선고받고 인생의 경로를 완전히 바꾸게 되었다. 그리고 투병을 시작한 지 어느덧 6개월이 흐른 어느 날, 나는 병원 침대 위에서 항암제의 부작용에 시달리며 하루하루를 버티고 있었다.

몸은 한없이 무거웠고, 속은 들끓듯이 메스꺼웠으며, 한 모금의 물조차 거부하는 위장은 살아 있다는 사실조차 고통스럽게 느끼게 했다.
그날도 어김없이 항암제를 맞은 직후, 나는 도저히 견딜 수 없는 어지러움과 탈진으로 숨조차 쉬기 버거운 상태가 되어 있었다.

도망치고 싶었다.

정말로, 이 병원에서 탈출하고 싶었다. 하지만 나는 침대에서 일어나 병원 옥상 정원으로 향했다. 미동도 하기 힘든 몸을 이끌고 계단을 오르며 나는 나 자신에게 물었다.

"도대체 이 고통을 어떻게 이겨 낼 수 있을까?"
그리고 하늘을 바라보며 온 힘을 다해 외쳤다.
"이 또한 지나가리라!"

그 외침은 단순한 주문이 아니었다. 살고 싶다는, 살아야 한다는 간절한 소망이었다. 하지만 안타깝게도 외쳤다고 해서 부작용이 사라지는 건 아니었다. 현실은 여전히 차가웠다. 몸속 깊은 곳에서부터 퍼지는 메스꺼움, 침대에 몸을 눕히자마자 덮쳐 오는 절망감, 한 걸음 내딛는 것조차 버거운 무력감….

희망을 외쳐 보았지만, 현실은 여전히 칼처럼 날카롭고 무자비했다.

그 순간, 나는 선택했다.

"포기하지 않겠다."
"끝까지 가겠다."

나는 내 안에서 긍정의 불씨를 되살리기로 결심했다. 그 불씨를 키우기 위해, 나는 '항암 극복 선언문'을 만들었다. 고통을 무력화시킬 무기를 갖기 위해 나는 스스로에게 언어의 갑옷을 입히기로 했다.

그때부터 나는 병원 침대 위에서도, 정신이 혼미한 수액 투여 중에도, 심지어 구토 후 힘겹게 화장실에 기댄 채 앉아있을 때도, 항암 극복 선언문을 입 밖으로 꺼냈다.

"나는 이 고통을 반드시 이겨 낼 수 있다."
"나는 이 고통이 축복임을 믿는다."

그 선언문은 단순한 문장이 아니었다. 절망 속에서 나를 지켜주는 언어의 방패이자 영혼의 등불이었다. 지속적으로 선언문을 외우다 보면 이상하게도 마음이 정리되고, 마치 내 안의 면역세포가 하나둘씩 깨어나는 듯한 기분이 들었다.

선언문은 내 정신을 붙들어 주는 강력한 지지대였다. 몸은 지치고 꺼져 가고 있었지만, 정신만큼은 끊임없이 나를 다시 일으켜 세웠다.

특히 다섯 가지 항암 선언문 중,

"나는 항암의 고통이 신의 은총임을 깨닫고 감내한다."

이 문장을 읊을 때마다, 나는 눈물이 핑 돌았다. 왜 이토록 힘든 순간이 나에게 주어졌는지 그 의미를 묻기보다 그 안에서 배우려는 자세를 갖게 되었다. 그것이 회복의 씨앗이었다. 항암 치료는 단거리 경주가 아니었다. 이건 분명 끝이 보이지 않는 마라톤이었다.

매 회차마다 다가오는 고통은 늘 새롭고, 더 깊고, 더 거칠었다.

하지만 그때마다 나는 이 선언문을 붙들었다. 내가 붙든 것이 아니라 어쩌면 선언문이 나를 붙들어 주었던 것인지도 모른다. 누구에게나 삶에는 무너질 것 같은 순간이 찾아온다. 나 역시 항암 중에 수없이 그런 순간을 만났다.

약물 투여 후 몸이 퉁퉁 붓고 심장은 조여오듯 두근거리며 숨조차 제대로 쉬기 어려운 날엔,

'여기서 멈춰야 하나…'라는 생각이 목 끝까지 올라왔다.

그러나 나는 매번 다시 되뇌었다.

"이 또한 지나가리라."

그리고 하루하루 아주 작은 목표를 세웠다.

"오늘은 한 숟가락만 더 먹자."
"오늘은 5000보만 걷자."
"오늘은 한 번만 더 웃자."
그 작은 목표들이 모이고 그 작은 실천들이 쌓여 나는 어느새 다시 '생존자'가 되어 있었다.

이제 나는 말할 수 있다. 항암 치료에서 이겨 내는 힘은 약물만이 아니라 자기 안의 결연한 의지, 그리고 말의 힘에서 나온다.

당신에게도 당신만의 항암 극복 선언문이 필요하다. 그 선언문은 당신이 절망에 넘어지지 않도록 반드시 다시 일으켜 줄 것이다. 당신이 믿는 만큼 회복은 온다. 당신이 말하는 만큼 희망은 싹튼다. 그리고 당신이 끝까지 버티는 만큼 그 암은 반드시 물러날 것이다.

【 나의 항암 극복 선언문(1차) 】

이기는 암! 악착같이, 될 때까지, 끝까지

하나. 내가 살 길은 항암이 최선임을 명심하고 항암을 일상으로 받아들인다.
하나. 나는 항암으로 암 크기를 1cm 이하로 줄이겠다.
하나. 나는 항암의 고통이 신의 은총임을 깨닫고 감내한다.
하나. 나는 최선의 항암으로 안전하게 수술을 받는다.
하나. 나는 성공적인 수술로 건강하고 가치 있는 새로운 삶을 살겠다.

단, 한번의 찬스(수술) 성공이 되도록 몸을 만들어야 한다.

2021년 5월 21일 아침 A 병원 야외 정원에서 신철

4) 기도와 명상으로 평상심(平常心)을 유지하라

▶ 마음이 요동치지 않을 때, 기적은 잉태된다

암 환자와 같이 생사의 갈림길에 선 중병 환자가 가장 먼저 붙잡아야 할 무기는 무엇일까?

나는 단언컨대 '좋은 마음(Good Mind)', 그중에서도 흔들리지 않는 평상심(平常心)이라 생각한다. 투병 과정이 길어질수록 변수가 많아지고, 감정의 기복도 커진다. 희망과 절망, 기쁨과 두려움, 기대와 좌절이 하루에도 수차례 오간다. 이러한 감정의 파고 속에서도 자신을 중심에 단단히 붙잡아 둘 수 있는 힘은 바로 평상심에서 비롯된다.

▶ 선택의 순간은 늘 온다

암 치료에는 정답이 없다. 치료 방향을 결정하는 순간, 이는 곧 생사와 직결될 수 있는 선택이 된다. 실제로 병실에서 만난 환자 중 일부는 너무 늦게 수술을 결정해 치료의 기회를 놓쳤고, 또 다른 이들은 의사의 말만 믿고 성급하게 수술을 받은 결과 삶의 질이 급격히 저하되었다.

나 역시 처음엔 의사의 말대로 따르는 것이 최선이라 생각했다. 하지만 투병이 길어지면서 깨달았다. '이 몸은 결국 내 것이다. 이 고통도, 결과도 모두 내가 감내해야 한다.' 그때부터 나는 치료 방향을 선택할 때마다 '침묵의 내면'에 귀 기울이기 시작했다. 그것이 바로 명상이었다.

▶ 명상은 삶을 되돌아보게 하고, 기도는 내 마음을 비추게 한다

병원 치료 외에도 나는 나만의 회복 프로그램을 만들었다. 숲길을 걸으며 피톤치드 가득한 공기를 마시고, 나무에서 뿜어져 나오는 생명 에너지를 온몸으로 흡수했다.

그 순간만큼은 병마를 잊고 내 삶을 되돌아보는 시간이 되었다. 명상은 외부 자극을 끊고 자기 내면을 바라보게 하는 힘이 있다. 그리고 이 명상은 기도로 이어졌다.

기도는 단순히 무엇을 간절히 바라는 행위가 아니다. 때로는 '감사합니다', '살려주셔서 고맙습니다'라는 짧은 고백이 기도의 본질이 된다. 내가 기도하는 대상이 하느님이든, 부처님이든, 자연이든, 아니면 내 안의 신성함이든 간에 그 기도는 나를 다시 일으켜 세웠다.

▶ 화살기도, 그 짧은 진심이 나를 살렸다

투병 생활 중 내가 받은 수많은 사랑 중 하나가 바로 '화살기도'다. 가족, 친구, 지인, 형제, 신부님까지 수십 명이 나를 위해 기도해 주었다. 어떤 이는 나를 위해 절에 찾아가 108배를 올리고, 어떤 친구는 성지를 순례하며 내 이름을 한 번 두 번 부르며 눈물로 기도했다.

그 기도의 힘은 실로 대단했다. '내가 혼자가 아니구나.' 병실에서 힘들어 침대에 엎드려 있을 때, 누군가 나를 위해 기도하고 있다는 그 믿음 하나로 다시 일어설 수 있었다. 나는 그 에너지를 '기도의 파동'이라 부른다. 진심에서 비롯된 기도는 마음의 전선을 타고, 몸속 면역력을 일으켜 세우는 놀라운 힘이 있다.

▶ 기도와 명상, 치유의 루틴이 되다

기도와 명상은 어느 날 갑자기 하는 것이 아니라 매일의 생활 속에서 내재화되어야 한다. 아침에 일어나면 '오늘 하루도 감사합니다'라고 기도하며 시작했고, 자기 전에는 '오늘 하루를 무사히 보내게 해주셔서 감사합니다' 라는 말로 마무리했다. 걷는 동안에는 심호흡을 하며 내 마음의 상태를 돌아보았고, 피곤할 때면 잠시 눈을 감고 명상에 빠져들었다.

어느 날부터 나는 스스로에게 맞는 기도문을 만들어 외우기 시작했다. 그것은 암 투병 중에 만들어진 나만의 신념 선언이었고, 몸이 힘들고 마음이 약해질 때마다 큰 버팀목이 되어 주었다.

[죽마고우 이인상 박사가 나를 위해 해 준 절 순회 화살기도 중
2023년 9월 12~13일 백담사 봉정암 일정]

- 기상 5시, 출발 6시 30분, 주차장 8시 15분, 버스 8시 40분, 백담사 출발 9시
- 영시암 도착 10시10분, 영시암 출발 10시 30분, 중간에 휴식 11시 20~35분
- 봉정암 도착 13시 30분, 대청봉 출발 15시, 대청봉 도착 16시 25분
- 봉정암 도착 17시 50분
- 법당 법회 19시부터 20시까지 (투병 중인 친구 철이의 쾌유를 기원하는 기도)

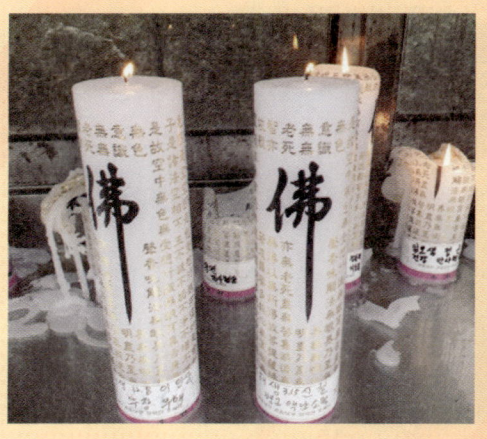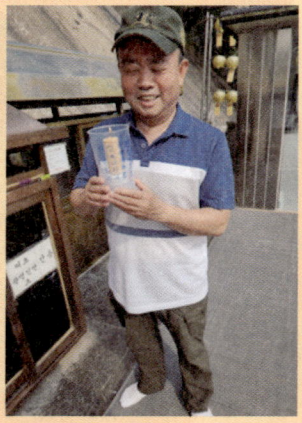

[그림. 유명 사찰에서 화살기도하는 죽마고우 이인상 박사]

- 밤새 뒤척임
- 새벽 4시 5분에 사리탑 올라 108배 시작 후 10시 35분에 끝내고 하산
- 아침 공양 5시 5분, 봉정암 하산 5시 40분, 영시암 8시 35분 도착, 영시암 출발 9시
- 오세암 도착 10시 30분, 오세암 출발 11시 50분, 영시암 13시 10분 도착 4시
- 오세암에서 떡국 추가로 공양 받음
  너무 친절하여 촛불 2개 시주하고 신 박사 회복 빌음
- 영시암 출발 13시 30분, 백담사 도착 14시 50분, 백담사 출발 15시 30분
- 용대리 주차장 도착 15시 55분, 용대리 출발 15시 55분, 춘천 도착 17시 50분

▶ 기적은 평상심 위에 자란다

 고통 속에서도 흔들리지 않는 마음, 그것이 바로 '평상심'이다. 평상심이란 감정을 억제하는 것이 아니다. 오히려 기쁨, 분노, 슬픔, 두려움을 있는 그대로 받아들이고도 무너지지 않는 마음의 중심이다.

 평상심을 기도와 명상으로 매일 조금씩 단련하다 보면, 어느 순간 감정의 풍랑에도 중심을 잃지 않게 된다. 나는 말하고 싶다. "기도와 명상은 약이 아니라 살아 있는 내면의 약사(藥師)"라고.

▶ 성지순례 하면서 1석 3조(一石三鳥) = 기도+ 걷기+ 맛집

 투병 중 나만의 기도문을 만들어 수시로 암송(暗誦)하면 맘이 편해지는 것 같고 마음먹은 대로 기도하는 대로 육체가 좋아지는 것 같았다. 한편 성당을 다니고 있는 나는 집사람과 함께 성인(聖人, 도덕적이고 영적으로 높은 경지에 이르러 존경받는 사람으로, 흔히 종교적 가르침을 실천

하며 인류의 모범이 되는 인물)들을 모신 성지(聖地, 종교적으로 중요한 의미를 가진 지역으로, 종교적 인물들이 살았거나 중요한 사건이 발생한 곳을 의미하며, 신앙인들이 순례지로 찾는 장소)들을 찾아 다니며 기도와 명상을 하였다.

성지가 대부분 한적하고 공기 좋은 숲이나 산 주변에 위치하고 있어 성인들에게 쾌유를 위해 빌어 주십사 기도를 하고 성지 주변을 걸으면서 산책도 하다보면 거의 십중팔구(十中八九) '맛집'이 있어 건강식, 영양식을 챙겨 먹으니 '일석삼조' 아니던가?

새로운 명소를 찾아다니니 신선한 맛이 있고 '성인' 분들에게 기도를 하면 소위 말하는 '기도빨'이 잘 받는다 하니 심리적으로 안정감, 안도감이 있고 건강식을 먹으니 면역력 강화에 좋고, 산책을 하니 회복력에 긍정적 영향을 주었다고 생각한다.

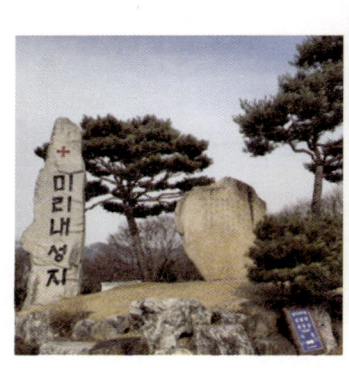 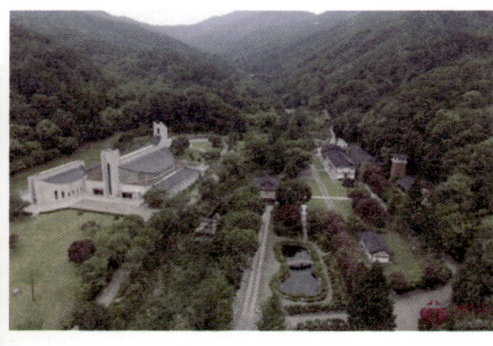

[그림. 성지(聖地)를 다니면서 기도를 함. 왼쪽 미리내 성지, 오른쪽 배론 성지]

【 나의 기도문 】

하느님!
외로운 저를 도와주소서!
당신 말고는 도와줄 이 없습니다.

저는 지금 위험에 처해 있습니다.
저에게 용기를 주시어 항암을 극복하고
조속히 쾌유되도록 도와주소서.

새로운 삶의 기회를 주신 은혜에 진심으로 감사드립니다.
주님의 사랑을 실천하고
더욱 가치있는 삶을 살아갈 수 있도록
저에게 건강을 허락하소서.

주님!! 저를 불쌍히 여기소서, 저에게 자비를 베푸소서.
주님의 이름은 찬미를 받으소서, 이제와 영원히 받으소서.
아멘!
["구약 에스테르 4,17" 나에게 맞게 기도문을 활용]

5) 강한 자가 살아남는 게 아니라 살아남은 자가 강하다

▶ **투병의 끝에서 비로소 알게 되는 진짜 강함의 의미**

"암 환자에게 가장 간절한 소원이 무엇이냐"고 묻는다면, 누구나 망설임 없이 "완치 판정"이라 말할 것이다. 완치란 단순히 암세포가 사라지는 것을 넘어서, 다시 일상으로 복귀하여 죽음의 그림자에서 벗어나 평범한 하루를 되찾는 것을 의미한다. 고통에서 해방되고, 가족과의 식사에서 웃을 수 있고, 미래를 계획할 수 있다는 점에서 그 어떤 명예나 재산보다 귀한 선물이다.

▶ 완치의 기준, 그리고 그 길은 왜 그토록 먼가

의학적으로는 암 진단 후 5년 이상 재발이나 전이 없이 지내는 것을 일반적으로 '완치'의 기준으로 삼는다. 미국 국립암연구소(NCI)와 WHO 등 글로벌 기관들 역시 5년 무병 생존율을 완치의 근거로 제시한다. 왜냐하면 5년이 지나면 대부분의 암은 재발 확률이 현저히 낮아지기 때문이다.

하지만 이 '5년'은 달력의 시간이 아니라 생존의 시간이다. 항암 치료의 고통, 반복되는 검사의 불안감, 일상 복귀의 두려움, 경제적 부담까지 이 모든 과정을 통과해야만 얻을 수 있는 것이 바로 '완치'라는 두 글자다. 나에게도, 수많은 암 환자에게도 이 시간은 마치 끝이 보이지 않는 마라톤 코스와 같다.

▶ 산정특례, 그리고 대한민국이라는 나라는 참 고맙다

다행히 한국에는 '암 환자 산정특례 제도'라는 든든한 제도가 있다. CT, MRI, 조직검사 등 정밀한 진단을 통해 의사가 암을 확진하고 나면, 환자는 산정특례자로 등록된다. 그 즉시 병원비 부담은 파격적으로 줄어든다.

일반 건강보험에서 환자 본인 부담률이 20~50%인 반면, 산정특례 대상자의 부담금은 불과 5%에 지나지 않는다. 치료비가 1천만 원이면 50만 원만 내면 되는 셈이다.

나의 경우 4년간의 투병을 거치며 총 1억 원 상당의 치료비가 들었지만, 실제 내가 부담한 금액은 약 500만 원 정도에 불과하다. 항암제, 방사선 치료, 입원비, 검사비, 영양제와 보조요법 등 모든 걸 포함한 금액이었다. 치료비 부담이 이렇게 적은 나라가 또 있을까? "이래서 대한민국이

선진국이구나"란 말이 절로 나왔다.

"우리나라 종합병원은 암 병동이 먹여 살린다"는 농담 같은 말이 있지만, 그만큼 의료 시스템이 치밀하고 촘촘하게 발전했다는 반증이기도 하다. 2023년 건강보험심사평가원 통계에 따르면, 국내 대형 병원의 연간 수익의 약 30%가 암 관련 진료에서 나온다고 하니, 그 비중이 얼마나 큰지도 알 수 있다.

▶ '살아남은 자가 강한 자'가 되는 이유

암과의 싸움은 단거리 달리기가 아니라, 인내와 전략이 필요한 장기전이다. 항암제에 몸이 적응하지 못해 치료를 중단하는 경우도 많고, 재발이나 전이로 인해 치료 계획을 수없이 수정해야 한다. 그때마다 포기하지 않고 버티는 사람, 끝까지 희망의 끈을 놓지 않는 사람, 그리고 꾸준히 스스로를 관리하는 사람만이 생존의 기회를 손에 넣는다.

나는 항암 77회, 방사선 30여 회, 총 100회 이상의 치료를 받으면서도 단 한 번도 '암에게 진다'는 생각을 하지 않았다. 오히려 '지금은 내가 단련되는 시간'이라 여겼고, 회복의 희망을 품고 매 순간을 살았다. 그리고 드디어 기적 같은 완치 판정에 가까워졌다.

▶ 의학은 진보하고 있다. 살아만 있으면 희망은 있다

요즘 암 치료는 하루가 다르게 발전하고 있다. 면역 항암제 키트루다(Keytruda)와 옵디보(Opdivo), 유전자 정보를 기반으로 한 정밀 맞춤형 치료, 그리고 CAR-T(카트) 치료까지. 전에는 상상도 못했던 치료법들이 실제 임상에서 놀라운 결과를 내고 있다.

이 말은 곧 살아있기만 하면 새로운 기회가 찾아올 수 있다는 뜻이다.

1년 전에는 불가능했던 치료가 1년 후에는 가능해지는 게 바로 현대 의학의 현실이다.

▶ 끝까지 희망을 놓지 않은 사람들의 공통점

실제로 10년 이상 장기 생존한 암 환자들의 공통점은 분명하다.

끝까지 희망을 놓지 않았고 자신에게 맞는 치료 방법을 끊임없이 찾았으며 의료진과의 협업을 적극적으로 시도했고 생활 습관과 마음가짐까지 모두 바꾸었다.

한 환자는 초기에 수차례 재발을 겪었지만, 결국 의료진의 조언과 긍정적인 사고로 완치에 가까운 상태까지 회복됐다. 또 다른 이는 항암과 더불어 면역력 강화에 힘썼고, 심지어 건강 정보를 정리한 노트를 만들어 매일 실천했다. 그가 말하길 "살아남기 위한 가장 강력한 무기는 희망과 꾸준함"이라고 했다.

▶ "암에게 진 사람이 약한 것이 아니다. 포기한 사람이 약한 것이다."

암은 강한 자만을 시험하는 것이 아니다. 오히려 끝까지 버티는 자, 다시 일어나는 자, 절망 속에서도 한 걸음 내딛는 자를 진짜 강한 사람으로 만들어 준다. 나 역시 그 싸움의 끝자락에서 기적을 만났고, 지금 이 글을 읽는 당신도 그 길의 한가운데 있을 것이다.

그러니 기억하자.

강한 자가 살아남는 게 아니라 살아남은 자가 진짜 강한 자다.

2. 좋은 음식(Good Food: GF)

- 음식은 나를 살린 가장 가까운 의사였다

❖ 암 치유의 든든한 동반자, 음식

성공적인 암 치유, 그리고 99세까지 팔팔하게(9988) 살아가기 위한 나만의 회복 비법, 그것이 바로 6G 건강법이다. 그중에서도 두 번째 원칙인 GF(Good Food, 좋은 음식)는 내 인생을 바꿔 놓은 가장 실질적이고 강력한 치유 도구였다.

수술도, 항암제도, 방사선도 중요했지만, 결국 내 몸은 내가 먹은 것으로 다시 지어졌다. 그날 무엇을 먹었는지가 내일의 컨디션을 좌우했고, 어떤 태도로 음식을 대했는지가 내 회복의 속도를 결정지었다. 병원의 치료는 '기술'이지만, 식사는 사랑이고 의지이며 나를 살리겠다는 몸부림이었다.

나는 지금도 기억한다. 항암 치료로 속이 메스꺼워 밥 한 숟갈 넘기기조차 힘들던 날, 아내가 정성껏 끓여 준 누룽지를 숟가락 반만큼 떠먹었을 때, 그 작은 한입이 내게 말해 줬다.

"당신은 아직 살아 있고, 살아갈 이유가 있다"고.

그날 이후 음식은 나에게 더 이상 단순한 섭취가 아니었다.
음식은 생명을 붙잡는 실타래요, 내 안의 희망과 맞닿은 마지막 줄이었다.

❖ 식사는 단순한 영양 섭취를 넘어선 '삶의 태도'

일본의 전설적인 암 전문의 와타요 다카호 박사는 그의 저서《암 체질을 바꾸는 기적의 식습관》에서 이렇게 말했다.

"병원 치료와 식사 요법을 병행하는 것이 암 치료의 최선이며, 식사 요법만으로도 암 재발률을 6.8% 수준까지 낮출 수 있다."

그 수치는 통계 그 이상이다.
암 치료의 절반 이상은 병실이 아니라 식탁 위에서 이루어진다는 사실을 말해 준다. 그에게 있어 '식사'는 곧 '치료 행위'였고, 나는 전적으로 그의 생각에 동의한다.

음식을 준비하는 손길, 그것을 감사히 받아들이는 마음, 그리고 몸속으로 들어가 세포 하나하나를 살리는 시간 – 그 모든 것이 단순한 섭취 행위가 아닌 생존에 대한 의지이자 삶을 향한 예배였다.

❖ GF(Good Food)의 정의 – 생명을 살리는 음식

내가 말하는 GF는 그 흔한 웰빙 푸드나 다이어트 음식이 아니다.
GF란, 생명을 살리는 음식이고, 세포를 회복시키는 자연의 약(藥)이다.

"GF는 유기농, 천연 재료를 기반으로 하며, 가능하면 가공되지 않은 자연 그대로의 음식으로 몸의 면역력을 높이고 세포를 깨우며 삶의 에너지를 되살리는 회복 음식이다."

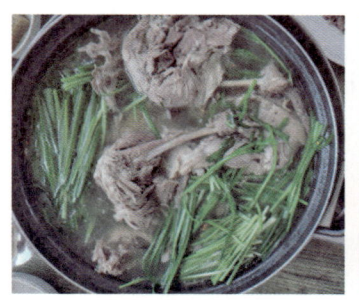 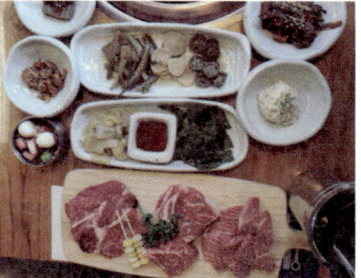

[그림. 항암에 좋은 고단백, 미나리, 마늘, 양파 등 야채류]

이런 음식에는 놀라운 생명력이 담겨 있다.

깨끗하고 안전하며 자연의 손길이 스며든 이 음식들은 나에게 있어 치유의 친구이자, 고통 속에서도 나를 다독여 준 다뜻한 손길이었다.

특히 항산화 성분이 풍부한 채소와 단백질, 섬유질이 가득한 식재료는 내 몸이 가장 필요로 하는 것들이었다. 면역력이 떨어진 내 몸속에서 이 음식들은 마치 군사처럼 일사불란하게 싸워 주는 고마운 존재였다.

❖ **음식을 대하는 자세가 회복의 방향을 바꾼다**

음식은 단지 입맛을 만족시키는 것이 아니다. 몸과 마음을 동시에 어루만지는 감각의 예술이다. 투병 중 나는 느꼈다. "이 음식을 먹으면 살 수 있을 것 같다.", "이 음식을 먹으면 몸이 편안해질 것 같다."

이런 직관은 단순한 기분이 아니라 몸과 감정이 일치하는 순간이었다. 그래서 GF란, 단지 영양만 풍부한 음식이 아니다.

'마음까지 살리는 음식', 그것이 바로 진짜 좋은 음식이다.
그리고 그것을 먹는 우리의 자세야말로 GF의 완성이다. 감사하는 마음,

살아 있음에 대한 기쁨, 살고자 하는 강한 의지 - 이러한 태도가 음식을 약으로 바꾸고, 그 약이 기적을 만든다.

❖ 음식은 몸을 살리고, 마음을 다잡게 한다

나는 고백한다. 투병 전의 나는 먹는 대로 살았다.

입맛이 당기는 대로, 자극적인 음식, 빠르고 편한 인스턴트 식품에 의존했다. 그러나 암은 내게 질문을 던졌다.

"지금 먹고 있는 그것이 당신을 살릴 수 있습니까?"

그 질문 이후 나는 식사의 의미를 다시 배웠다. 하나하나의 재료에 관심을 갖고, 조리법을 바꾸고 되도록 천천히 씹으며 '이 한 끼가 내 면역력을 도와줄까?', '내 간은 이 음식을 좋아할까?' 묻기 시작했다. 그렇게 바뀐 식사는 이제 나에게 치료제이자 스승이며, 인생의 거울이 되었다. 음식은 나의 삶을 돌아보게 만들었고, 그동안 몰랐던 몸의 소리에 귀 기울이게 했다. 잘 먹는 것이 곧 잘 사는 길이다.

음식은 단지 살아남기 위한 수단이 아니다. '살고자 하는 의지의 표현'이며 삶을 더 아름답게 마무리하기 위한 가장 깊은 기도다.

1) '오잘' 선순환 사이클로 암을 극복한다

- '잘 먹고, 잘 놀고, 잘 자고, 잘 싸면, 잘 치유된다!

▶ 오잘이 뭐예요?

'오잘'은 내가 투병 과정에서 직접 만들어 낸 말이다.

한마디로 정리하면 "잘 먹고, 잘 놀고, 잘 자고, 잘 싸면, 잘 치유된다"는 것이다.

이 다섯 가지는 모두 연결되어 있고, 이 고리가 끊기지 않고 계속 돌아갈 때 치유의 선순환 사이클이 형성된다. 이른바 '오잘 사이클'이다.

못 먹고, 못 놀고, 못 자고, 못 싸면, 못 치유된다.
반대로 잘 먹고, 잘 움직이고, 잘 자고, 잘 배설하면 몸은 스스로 회복을 시작한다. 이 간단해 보이는 원리가 사실은 내가 77회의 항암 치료와 30여 회의 방사선 치료를 견디고 살아 낸 살아 낸 원리였다.

▶ **오잘의 첫 고리: '잘 먹기'가 전부의 시작이다**
먹지 못하면 에너지가 없다. 에너지가 없으면 항암제를 견딜 수 없다. 항암제를 견디지 못하면 치료는 멈춘다. 그래서 '먹는 것'은 곧 생명 유지의 출발점이자 투병의 전제 조건이다.

나는 항암 치료의 부작용으로 입맛이 떨어질 때도 누룽지 한 숟갈, 바나나 한 조각, 삼계탕 국물 한 모금이라도 삼켰다. 내 안의 작은 생명력의 불씨를 끄지 않기 위해서였다. 그 한입 한입이 생명을 이어 주는 '기적의 밥'이 되었다.

▶ **잘 놀기: '움직임'은 침묵의 면역 주사다**
'놀기'란 꼭 신나게 웃고 즐기는 것만을 말하지 않는다. 산책, 걷기, 병원 옥상정원에서의 명상도 내게는 모두 노는 것이었다. 병실에만 누워 있으면 몸은 금세 굳고 마음도 굳는다. 그러나 나가서 햇볕을 쬐고 바람을 맞으면 면역세포가 살아난다.

어느 날 병원 복도에서 한 간호사가 내게 말했다.
"신철 님은 병원에서 가장 많이 걷는 환자예요. 언제 봐도 돌아다니세요~"
그 말이 그렇게 고마울 수가 없었다. 나는 그날도 병원 안에서 3,000보를 채웠다. 움직이는 것은 곧 살아 있음을 증명하는 행동이었다.

▶ 잘 자기: 수면은 암세포 청소 시간

많은 이들이 잘 모른다. 잠은 최고의 면역 치료제라는 것을. 우리 몸은 자는 동안 손상된 세포를 복구하고, 면역계를 정비한다.
나는 항암 전날 밤에는 특히 깊고 평온한 수면을 취하려 애썼다. 따뜻한 차 한 잔, 족욕, 조용한 음악, 그리고 짧은 기도를 루틴처럼 반복했다.

항암 치료 후 극도로 지친 몸을 이끌고 병실 침대에 누웠을 때, 단 한 시간이라도 깊이 잠이 들면 다음 날 회복 속도가 눈에 띄게 빨랐다. 잠은 약이다. 그것도 돈 안 드는 약.

▶ 잘 싸기: 배설은 독소 배출의 기본

항암 치료 후에 가장 먼저 체크해야 할 것이 있다. 바로 '배변'이 잘 되느냐. 독소는 빠져나가야 한다. 쌓이면 염증이 생기고 면역력이 급격히 떨어진다.

나는 가능하면 식이섬유가 풍부한 음식, 미역, 현미, 고구마, 아보카도

등을 자주 먹었다. 아침마다 따뜻한 물 한 컵을 마시고 일정한 시간에 화장실을 가는 생활 습관도 들였다. 작은 습관 하나가 면역력의 체계를 세우는 줄은 예전엔 몰랐다.

▶ 그리고 결국은, 잘 치유된다

잘 먹고, 잘 놀고, 잘 자고, 잘 싸면, 놀랍게도 병원 치료의 효과도 배가 된다. 나는 이 사이클을 투병 중 꾸준히 유지해 왔고, 그것이 77회 항암 치료를 무사히 마치고 수술 없이 암을 이겨낸 핵심 비결이었다.

치유는 특별한 기술이 아니라 작은 일상의 반복에서 시작된다. 이 오잘 사이클은 누구나 지금부터 실천할 수 있는 건강의 첫걸음이자, 암 환자에게는 생명을 이어 주는 희망의 고리다.

2) 60년 동안 먹은 것을 보면 살아 있는 것이 기적이다
 - '지금 살아 있는 나 자신이 신기할 때가 있다.'

건강하게 잘 먹고 산 줄 알았는데, 정작 돌아보면 나는 '병을 먹고 자란 세대'였다. 나는 1959년에 태어났다. 그 시절 대한민국은 세계 최빈국 중 하나였다. 1인당 국내총생산(GDP)은 고작 81달러.

국민 대다수가 하루 세 끼를 배불리 먹지 못하던 시대였다. 영양실조와 결핵은 흔한 일이었고, 영양제란 말은 부잣집에서나 의사만 쓰는 단어였다. 당시만 해도 고기나 우유 한 잔은 명절이나 생일 같은 '특별한 날'에나 먹는 귀한 음식이었다.

그러나 세상은 변했고, 너무나 빠르게 바뀌었다. 2024년 대한민국은 1인당 GDP 36,132달러를 기록했고, 이제는 배고픔이 아니라 '과잉'과의 전쟁을 치르고 있다. 하루 세 끼는 기본이고, 배달 앱으로 언제 어디서든 기름지고 짠 음식, 달콤하고 강한 맛의 유혹이 나를 향해 손짓한다.

나는 어릴 땐 가난 속에 굶었고, 어른이 되어선 풍요 속에 병들었다. 건강의 관점에서 보면, 내 지난 60여 년의 식생활은 '무지와 습관이 만든 폭식의 연속'이었다. 이걸 인정하는 데 시간이 걸렸고, 암 4기 판정 이후에야 비로소 제대로 된 반성을 시작하게 되었다.

▶ 내가 좋아했던 음식들 – '병의 4대 천왕'

돌이켜 보면, 오랜 시간 동안 나는 '병을 키우는 음식'을 진심으로 사랑해왔다.

치맥(치킨+맥주): 주 2~3회는 기본이었다. 회식, 스트레스 해소, 지인들과의 만남…. 이유는 늘 충분했다.

햄버거 세트: 출장길 고속도로 휴게소, 지친 오후 배달 간식…. 간편하고 중독성 있는 맛은 피할 수 없는 유혹이었다.

라면: 1970년대 중학생 시절부터 본격적으로 빠졌다. 자취 시절, 밤샘 작업할 때, 주말 늦잠 뒤 야식으로 딱이었다.

피자 & 콜라: 단골 세트, 기분 전환용, 축하용, 야근 보상용으로 마치 축복의 음식처럼 먹었다.

이 4대 천왕의 공통점은 명확하다.
고열량, 고나트륨, 고지방, 정제 탄수화물
중독성 강함, 빠르고 간편함, 기분 전환 효과

먹을 땐 좋았다. 그러나 그 대가는 혹독했다. 이런 음식에 길들여진 식생활은 점차 내 몸을 망가뜨렸다. 당뇨, 고혈압, 고지혈증 같은 질병의 씨앗이 몸속 깊이 자라나고 있었던 것이다. 하지만 나는 너무 늦게 깨달았다. 췌장암 4기 진단을 받은 후에야 고통스러운 자각을 할 수 있었다.

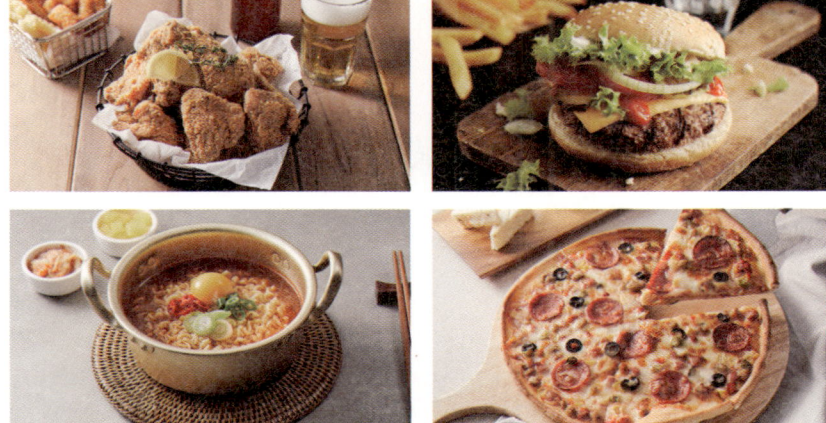

[그림. 내가 가장 좋아했던 4대 천왕 음식]

▶ **음식은 영양이 아닌 '운명을 바꾸는 약'**

즉 우리가 매일 먹는 식사 한 끼 한 끼가 내 몸의 면역세포를 키우고 암세포와 싸울 힘을 길러 주는 '약'이 되는 것이다.

반대로 우리가 소홀히 먹는 한 끼는 몸속에 독소를 쌓고 병을 키우는 기폭제가 될 수 있다.

▶ **작은 실천이 생명을 지킨다**

나는 지금도 음식 하나를 먹기 전에 묻는다. "이 음식은 나를 살릴까?

해칠까?" 음식은 단순한 칼로리가 아니다. 삶의 질, 병의 유무, 생사의 갈림길까지 결정짓는 결정적 변수다.

내가 과거의 식습관을 고수했다면 지금 이 글을 쓰고 있지 못했을 것이다. 그래서 나는 오늘도 '몸이 좋아하는 음식'을 중심으로 선택하고 실천한다.

이제는 묻고 싶다.

지금 당신의 식탁 위에는 '병을 키우는 음식'이 놓여 있는가? 아니면 '당신을 살리는 음식'이 놓여 있는가?

[녹차]

녹차는 찻잎을 발효시키지 않고 찌거나 덖어서 만든 차. 주로 중국과 일본에서 많이 소비되며, 카테킨, 폴리페놀, 비타민 등 다양한 유익한 성분을 함유하고 있다. 항산화 작용, 항염 작용, 체중 감량, 심혈관 건강 개선 등의 효능이 있다고 알려져 있다. 녹차는 또한 마음을 진정시키고 집중력을 높이는 데 도움을 줄 수 있다. 다양한 방식으로 즐길 수 있으며, 뜨겁게 우려서 마시거나 차가운 녹차로 만들어 마실 수 있다.

[홍차]

홍차는 찻잎을 완전히 발효시켜 만든 차. 발효 과정에서 찻잎의 색이 짙어지고 독특한 풍미가 생긴다. 주로 인도, 중국, 스리랑카 등지에서 생산되며, 전 세계적으로 널리 소비된다. 카페인 함량이 비교적 높아 각성 효과가 있으며, 테아플라빈, 테아루비긴 등의 항산화 성분을 함유하고 있다. 이러한 성분들은 심혈관 건강 증진, 소화

촉진, 면역력 강화 등의 효능이 있다. 홍차는 따뜻하게 우려서 마시거나, 차가운 아이스티로 즐길 수 있으며, 우유나 설탕을 첨가해 다양한 방식으로 소비된다.

[허브차]

허브차는 전통적인 찻잎이 아닌 다양한 허브, 꽃, 과일, 향신료 등을 우려 만든 차. 카페인이 없어서 누구나 부담 없이 마실 수 있으며, 종류와 효능이 매우 다양하다. 예를 들어 카모마일 차는 진정 작용과 수면 개선에 도움을 주며, 페퍼민트 차는 소화에 좋고 상쾌한 향이 있다. 루이보스 차는 항산화 작용과 피부 건강에 좋다고 알려져 있다. 허브차는 뜨겁게 마시거나 차갑게 즐길 수 있으며, 천연의 맛과 향을 그대로 느낄 수 있다. 또한 다양한 브랜드가 있어 취향에 따라 선택할 수 있다.

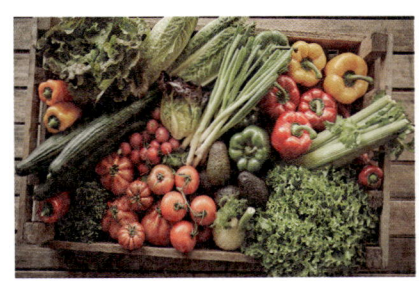
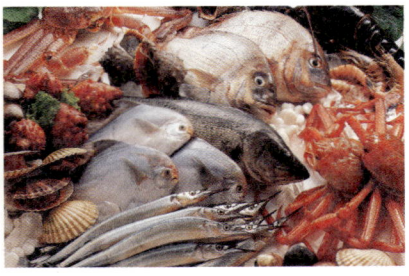
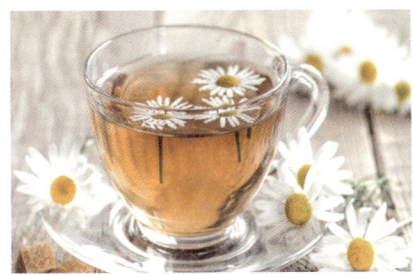
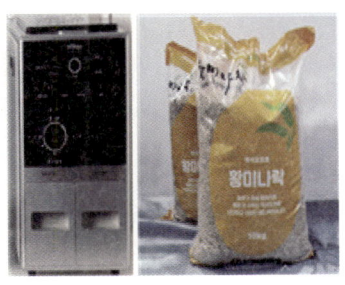

[그림. 내가 가장 좋아하는 新 4대 천왕 음식]

▶ 나를 살린 새로운 음식 '신 4대 천왕'

암 진단 이후 나는 결심했다.

"이제부터는 먹는 것을 완전히 바꾸자. 더 이상은 예전처럼 살지 않겠다."

그때부터 하나하나 내 식단을 재구성했다. 병원과 자연 치유 센터, 환우 모임, 수많은 건강 서적, 유튜브, 그리고 생성형 AI까지 동원해서 나에게 맞는 새로운 음식 '4대 천왕'을 설정했다.

야채류 – 양배추, 미나리, 브로콜리, 고구마, 당근, 마늘 등 색이 진하고 신선한 채소
어류 중심의 단백질 – 고등어, 갈치, 민어, 조기, 꽃게, 장어 등 지중해식 구성과 유사
따뜻한 차류 – 녹차, 홍차(얼그레이), 허브차(카모마일), 한방차 (대추차, 십전대보탕 등)
현미 잡곡과 발효식품 – 즉석도정 현미밥, 김치, 된장, 요거트, 낫토 등 장 건강 강화 식품

음료는 탄산과 아이스커피 대신 따뜻한 차로 대체했고, 육류는 줄이고 해산물과 콩 단백질로 채웠다. 처음엔 입이 심심하고 즐겁지 않았지만, 점점 내 몸이 가벼워지고 편안해졌다.

특히 녹차와 브로콜리, 블루베리, 양배추즙 같은 항산화 식품들을 꾸준히 먹자 염증 수치가 낮아졌고, 치료 효과가 눈에 띄게 좋아졌다. 내가 먹은 음식이 내 생명을 바꾸는 것을 직접 체험한 것이다.

3) 치료 중에는 입맛 당기는 대로 먹어야 치유된다

▶ "당기는 대로 먹어라"는 말이 이렇게 절실할 줄은 몰랐다

나는 원래 식욕이 왕성한 사람이었다. 어디서든 맛있는 냄새만 맡아도 침이 돌고, 밥상 앞에선 늘 감사한 마음으로 수저를 들던 사람. 그런 내가 난생처음 '먹고 싶어도 먹지 못하는 상황'을 마주한 건, 암 투병 초기였다.

2020년 11월 10일. 췌장암 3기 판정 이후 곧바로 시작된 항암 치료(폴피리녹스)는 상상을 초월했다.

처음 몇 차례는 '어떻게든 버텨 보자'는 마음으로 입에 음식을 넣었지만, 냄새만 맡아도 속이 울렁이고 구토가 치밀었다. 그때부터 나는 식사를 포기하고 영양제(하모닐란 등)와 항구토제(맥페란, 아멘드 등)에 의존하기 시작했다.

▶ 항암 치료 중, 내 생명을 붙잡아 준 음식들

그 와중에도 입맛이 당기는 음식은 억지로라도 먹으려고 애썼다.

누룽지 한 숟갈, 바나나 한 개, 사과 반쪽, 고구마 조각, 찐 계란, 삼계탕 국물 한 수저. 입에 넣자마자 토할 것 같아도 이를 악물고 삼켰다. 내 몸에 들어간 한 조각의 음식이 곧 '면역력'이 되고, 그 면역력이 '내 생명을 붙잡아 줄 마지막 끈'이라고 믿었기 때문이다.

한번은 병실 침대에 누워 삼계탕 냄새를 맡자 단번에 침이 고이기 시작했다.

"먹고 싶다!"

그 본능 하나로 나는 다시 식사를 시작했고, 그날 밤 체온이 안정되고 기운이 돌았다. 이 작은 회복의 경험이 나에게 확신을 주었다. 치료 중 입맛 당기는 대로 먹는 건 단순한 기분풀이가 아니다. 그건 면역력을 높이고, 생명을 지키기 위한 '회복의 시그널'이다.

▶ 퇴원 후에는 보양식으로 전투 식단을 구성했다

항암 입원 치료를 마치고 집에 돌아오면, 제일 먼저 설렁탕집부터 찾았다. 때로는 해신탕, 때로는 보양 죽으로 기를 보충했다. 이런 음식들이 내 몸을 빠르게 회복시켜 주었고, 항암 치료를 더 길게 안정적으로 받을 수 있게 도와줬다.

실제로 총 77회의 항암 치료(14회 입원 + 63회 외래)를 받았지만, 면역력 저하로 인해 백혈구 촉진제(그라신주 등)를 맞은 횟수는 손에 꼽을 정도에 불과했다. 많은 환자들이 10회도 버티지 못하고 중단하는 항암 치료를 끝까지 버텨 낸 것이다. 그 힘은 바로 내 몸이 원하는 음식을 골라 꾸준히 잘 먹으려는 노력에서 비롯되었다.

▶ 나만의 항암 식사 루틴이 생명을 살렸다

치료 중 나는 단순히 약에만 의존하지 않았다. 몸 전체가 암과 싸울 수 있는 환경을 조성해야 한다는 생각으로 나만의 루틴을 만들었다.

아침: 기상 후 30분간 명상과 가벼운 스트레칭으로 하루를 시작
식사: 일정한 시간에 영양 균형 고려한 식단 유지(현미, 채소, 단백질, 발효식품)

운동 : 하루 최소 30분 걷기 또는 실내 자전거, 간단한 근력운동

수면 : 일정한 취침 시간 유지 + 따뜻한 차(카모마일, 대추차 등)로 심신 안정

이러한 생활 습관의 총합이 내 몸의 복원력을 키우고 항암 치료 후 피로감을 줄이며, 다시 회복할 수 있는 기반을 마련해 주었다.

▶ **체질보다 중요한 것 - '면역을 키우는 음식'**

항암 중 한 지인의 권유로 강남에 있는 자연 치유 병원을 찾았고, 거기서 체질 검사를 받았다. 검사 결과는 충격적이었다. 내가 즐겨 먹던 음식은 모두 금기 항목이었고 입에 맞지 않는 음식만 권장되었다.

이걸 그대로 따를 수 있을까? 깊은 고민이 들었다.

결론은 이랬다.

체질 맞춤도 중요하지만, '면역력을 키우는 음식'을 우선하자. 브로콜리, 생강, 마늘, 강황, 녹색 채소, 현미, 견과류, 발효식품, 좋은 기름(올리브오일, 들기름) 등은 체질과 무관하게 대부분 사람에게 효과적인 음식이다. 나는 이들 중심으로 식단을 구성했다.

◎ 내가 즐겨 먹은 '보편적 건강식'

예시) 곡류: 즉석 도정 현미, 잡곡
   단백질: 오리고기, 닭고기, 계란, 두부
   채소: 미나리, 시금치, 부추, 양배추, 브로콜리, 마늘, 생강, 당근
   생선: 장어, 고등어, 갈치, 조기, 문어, 낙지
   견과류: 아몬드, 호두, 땅콩 등

이 식단을 꾸준히 지키자 몸은 눈에 띄게 회복되었고 소화와 수면의 질도 확연히 개선되었다. 이른바 '오잘' – 잘 먹고, 잘 놀고, 잘 자고, 잘 싸면, 잘 치유되는 선순환의 고리가 돌기 시작한 것이다.

▶ **과학도 말한다: 좋은 음식은 치료다**

하버드 공중보건대학 연구에 따르면, 식물성 기반 식단은 암 예방과 치료에 긍정적인 영향을 미치며 지중해식 식단을 따르는 그룹은 암 발병률이 현저히 낮다는 보고가 있다. 또한 미국 암연구소(AICR)는 "신선한 채소와 통곡물, 과일 섭취가 항암 치료 부작용을 줄이는 데 효과적"이라고 밝혔다.

▶ **실천이 중요하다 – 중장년 · 노년층에게 드리는 조언**

ChatGPT에 이렇게 물어본 적이 있다.
"중장년·노년층 건강에 좋은 음식을 먹는 방법 10가지를 쉽게 알려 줘."
답변은 간단하면서도 핵심을 찔렀다.

중장년과 노년층의 건강을 위해 좋은 음식을 먹는 방법을 알기 쉽게 설명해 보겠습니다. 건강을 지키기 위해선 영양가 있는 식사를 균형 있게 섭취하는 것이 중요합니다. 다음은 중장년 및 노년층에 권장되는 식사 방법 10가지입니다.

다양한 색깔의 채소와 과일 섭취하기 – 다양한 색깔의 채소와 과일을 섭취하면 다양한 영양소와 항산화제를 섭취할 수 있습니다. 녹색, 빨간색, 노란색, 보라색 채소와 과일을 균형 있게 섭취하세요.

통곡물 선택하기 – 흰 빵, 흰쌀 대신에 통밀빵, 현미, 귀리와 같은 통곡물을 선택하여 섬유질 섭취를 늘리면 소화 건강을 돕습니다.

건강한 지방 섭취하기 – 아보카도, 견과류, 씨앗, 올리브유와 같은 건강한 지방을 섭취해 심장 건강을 증진시키세요.

단백질 충분히 섭취하기 – 고령자는 근육량 감소를 방지하기 위해 충분한 양의 단백질이 필요합니다. 레몬, 생선, 콩, 견과류 등 다양한 출처의 단백질을 섭취하세요.

나트륨 섭취 줄이기 – 고혈압을 예방하기 위해 가공식품과 짠 음식의 섭취를 줄이고, 허브와 향신료로 음식의 맛을 낼 수 있습니다.

충분한 수분 섭취하기 – 나이가 들수록 갈증을 덜 느끼게 되므로, 적극적으로 물을 마시고 수분 섭취를 유지해야 합니다.

칼슘과 비타민 D 섭취하기 – 골다공증 예방을 위해 유제품, 녹색 잎채소, 비타민 D가 추가된 식품을 섭취하세요.

반가공식품 또는 미가공식품 선호하기 – 가능한 한 가공되지 않은 식품을 선택하고 신선한 재료로 직접 요리하여 섭취하세요.

정기적인 식사 시간 가지기 – 규칙적인 식사를 통해 신체 리듬을 유지하고, 과식 또는 간식에 의존하는 것을 방지하세요.

마음을 기울여 먹기 – 식사할 때 TV나 스마트폰 대신 음식에 집중하여 천천히 먹으면 포만감을 느끼는 데 도움이 되고 과식을 예방할 수 있습니다.

▶ 마무리 메시지 : 음식은 생명을 살린다

지금 이 글을 읽는 분 중에도 항암 중인 분, 혹은 누군가의 회복을 바라는 가족이 있을 것이다. 그렇다면 꼭 기억해 달라.

"당신의 입맛이 신호하는 음식을 믿어라. 그것이 당신의 몸을 살릴 열쇠일 수 있다."

암 치료의 길은 길고 외롭고 고통스럽다. 하지만, 음식은 늘 내 편이었다. 치료 중일수록 내 몸이 당기는 음식은 나를 살리고 싶은 몸의 마지막 외침일 수 있다. 그러니 오늘도 내 입맛의 속삭임에 귀를 기울이고, 몸이 원하는 것을 온전히 허락해 주자.

그 한 끼가 당신의 내일을 바꿀 수 있다.

4) 가능한 한 집밥 먹고 외식의 경우 3대 요소(위생, 건강, 맛) 챙기기
▶ 집밥은 최고의 명약이다

살면서 깨달은 진리 하나가 있다. "건강한 사람은 집밥에서 태어난다." 예전에는 매일 반복되는 집밥이 지루했다. 비슷한 반찬, 같은 밥상. 때론 대충 끼니를 때우기 일쑤였다.

하지만 암 투병을 겪고 나니 집밥이야말로 가장 안전하고 정직한 음식이라는 걸 절실히 알게 되었다. 특히 항암 치료 중이거나 이후 회복기에 있는 환자에게 집밥은 단순한 음식 그 이상이다.

위생적이고, 식재료를 신뢰할 수 있으며, 조리 과정에서 첨가물이 최소화되어 있어 면역력을 높이고 회복을 돕는 '치유식'으로 손색이 없다.
누군가는 묻는다.

"바쁘고 피곤한데 어떻게 매일 집밥을 챙겨 먹나요?"

나의 대답은 이렇다. "내 건강이 곧 내 삶의 퀄리티입니다. 시간을 쓰지 않으면 결국 병원에 돈과 시간을 쓰게 됩니다."

▶ 외식할 수밖에 없다면? 3대 원칙을 기억하라

물론, 모든 식사를 집에서만 해결할 수는 없다. 특히 아직도 사회생활을 하거나 활동적인 삶을 사는 중장년·노년층에게 외식은 불가피한 현실이다. 하지만 외식이 곧 건강을 해치는 행위는 아니다. 선택을 잘 하면 된다.

내가 외식할 때 반드시 지키는 3가지 원칙이 있다. 바로 위생, 건강, 맛이다.

① 위생 - "내 몸속으로 들어가는 만큼, 위생은 생명이다"

항암 치료 중 면역력이 떨어지면 평소엔 아무렇지도 않던 음식에도 감염 위험이 생긴다. 그러니 외식을 할 때 작은 식당, 한적한 골목, 조리 환경이 불투명한 가게는 피하는 게 좋다. 나는 다음과 같은 기준으로 외식 장소를 고른다.

- 주방이 반오픈형으로 내부가 보이는 식당
- 음식물 쓰레기통이 가려져 있거나 악취가 없는 곳
- 물컵, 수저, 테이블 상태가 청결한 곳
- 직원의 복장과 응대 태도

외식의 첫 관문은 위생이다. 건강한 음식도 위생이 나쁘면 독이 된다.

② 건강 - "탄수화물보다는 단백질과 채소가 주인공인 메뉴를"

투병 전에는 메뉴 고를 때 '맛', '양', '가격'을 우선했다. 그러나 지금은 '내 몸에 필요한 재료'가 들어간 메뉴를 먼저 고른다.

- 육류보다는 생선 요리(조림, 구이, 찜 위주)
- 하얀 쌀밥 대신 잡곡밥 또는 현미밥이 가능한 집
- 김치류보다는 생야채나 나물류가 제공되는 곳
- 튀김보다 구이나 찜 요리를 내놓는 식당
- 국물은 되도록 짜지 않은 것을 선택

특히 국물 요리는 짜지 않은 한식 백반 스타일이 가장 좋았다. 요즘은 '웰빙 전문 한식당'이나 '자연식 식당'도 많아 선택지가 넓다.

③ 맛 - "입도 즐겁고, 몸도 편안한 식사가 진짜 맛이다"

건강식이 맛이 없다는 건 옛말이다. 지금은 전문적인 맛을 내면서도 건강을 챙기는 식당들이 늘고 있다. 다만 이런 곳은 대개 단일 메뉴로 오래 영업한 식당이 많다.

예를 들어

    30년 넘은 설렁탕집 – 간단하지만 깊은 국물 맛 + 위에 부담 없음
    생선구이 전문점 – 고등어·갈치 등 DHA와 단백질 보충 가능
    보쌈 전문점 – 기름을 덜어 낸 수육 스타일로 단백질 보충
    콩국수·순두부집 – 부드럽고 소화 잘 되는 단백질 식사

이런 곳은 '구도심'이나 '전통시장' 근처에 많은데, 젊은 층보다 중장년·노년층에게 더 잘 맞는 외식 메뉴와 분위기를 갖추고 있다.

▶ "집밥이 안 되면, '집밥 같은 외식'을 하라"

중장년, 노년의 건강을 지키기 위한 가장 실용적인 식사 원칙은 이 한 문장으로 요약된다.

"가능하면 집밥을 먹고, 외식할 땐 '집밥 같은 외식'을 하라."

그 말은 결국 내가 뭘 먹는지를 알고, 조리 방법을 확인할 수 있고 몸이 부담 없게 받아들이는 음식을 선택하라는 것이다. 요즘은 생성형 AI를 활용하면 식당 추천도 건강 기준으로 필터링할 수 있다.
"근처에 저염식 백반 잘하는 집 알려 줘"라고 검색하면 꽤 괜찮은 정보가 나온다. 건강 관리 시대, 음식 선택도 '능력'이다.

▶ 집밥을 더 자주, 더 즐겁게 먹는 방법

마지막으로 집밥을 꾸준히 실천하기 위한 현실적인 팁을 정리한다.

즉석 도정 현미+잡곡을 기본으로 큰 통에 혼합해서 밥을 지음
주 1~2회 장보기로 나물, 두부, 제철 생선, 제철 과일을 미리 확보
김치, 된장국, 나물 반찬 2~3가지만 있어도 한 상 차림 가능
차나 죽도 미리 끓여 보관, 간식 대신 따뜻한 차 한 잔으로 대체
혼밥도 즐거운 식사가 되도록, 예쁜 접시와 정갈한 플레이팅에 신경 쓰기

▶ 맺는 말

외식은 현대인의 현실이다. 그러나 현명한 외식은 '치유식'이 될 수 있다. 무심코 선택한 한 끼가 병을 부를 수도, 건강을 되살릴 수도 있다. 이제 우리는 단순히 '배를 채우는 식사'가 아닌, '내 몸과 대화하는 식사'를 해야 할 때다. 오늘도 나에게 묻는다.

"이 식사, 내 몸이 고마워할까?"

그 물음에 "Yes"라고 대답할 수 있는 한 끼가 나를 살리고, 가족을 지키고, 내 인생을 건강하게 바꾸는 출발점이 될 것이다.

5) 자신의 몸/체질에 맞는 음식을 머리에 넣고 다니자
 - "당신에게 좋은 음식은 따로 있다. 그걸 아는 사람이 건강을 오래 누린다."

▶ "이건 좋대!"가 아닌, "나한텐 어떤가?"를 물어야 할 때

건강 정보를 검색하거나 주변 지인의 조언을 들으면 흔히 이런 말을 듣는다.

"이 음식은 암에 좋대."
"이 채소는 면역력 높여 준다더라."
"무조건 생식해야 해."

맞는 말일 수 있다. 하지만 나는 질문을 다르게 던진다.
"그 음식이 내 몸엔 어떤 영향을 줄까?"

모든 음식은 사람마다 작용이 다르다. 같은 생강이라도 어떤 사람에겐 염증을 가라앉히는 약이 되고, 다른 누군가에겐 위산을 자극하는 독이 될 수 있다. 음식은 절대적으로 좋거나 나쁜 게 아니다. 내 몸과의 '궁합'이 중요하다.

▶ 체질 검사에서 받은 충격, 그리고 깨달음

항암 치료 도중, 지인의 권유로 강남에 있는 자연 치유 센터를 찾았다. 간단한 체질 검사와 상담을 받고 식단표를 받았는데, 정말 놀라운 결과가 나왔다. 내가 좋아하던 음식은 대부분 '금기 식품', 내가 평소 잘 안 먹던 음식은 '적극 추천 식품'이었다.

예를 들어 나는 마늘과 고기를 즐겼고, 토마토는 그다지 좋아하지 않았다. 하지만 검사 결과에 따르면, 내 몸에는 고기보다는 어류, 마늘보다는 생강이 맞다고 나왔다.

처음엔 "이걸 그대로 다 지켜야 하나?"라는 고민이 깊었다.
하지만 곧 깨달았다.

▶ 체질은 참고하되, 결국 내 몸의 반응이 가장 정확한 식단표다.
▶ 진짜 중요한 건 '몸이 편안해지는 음식'을 알아가는 과정이다.

▶ 내 몸이 반응하는 음식을 기억하고, 머릿속에 저장하자

그 이후부터 나는 나만의 식단 '데이터베이스'를 만들기 시작했다. 먹고 나서 속이 편한 음식, 피로가 덜한 음식, 다음 날 컨디션이 좋은 음식들을 기억하고 정리했다.

그리고 반대로 먹고 나면 속이 더부룩하거나 변비·설사, 잦은 트림, 졸음을 유발하는 음식은 과감히 줄였다.

▶ "내 머릿속 식단 메모" 예시

나에게 잘 맞는 음식	이유
양배추, 브로콜리, 미나리	소화가 잘 되고 속이 편함
고등어, 장어, 조기	기운이 오르고 회복 빠름
현미 잡곡밥	포만감 오래가고 변비 없음
녹차, 허브차	입이 개운하고 집중력 향상
두부, 견과류	단백질 공급 + 몸이 가볍게 느껴짐

이 메모는 단순한 기록이 아니다. 치료 이후의 삶을 건강하게 살아가기 위한 지침서이자 '나만의 생존 메뉴판'이다.

▶ "몸에 맞는 음식"을 머릿속에 넣고 다니는 방법

체질이나 몸 상태에 따라 다르겠지만, 누구에게나 유용한 몇 가지 원칙이 있다. 아래는 내가 실천한 몸에 맞는 음식 찾기 5단계 루틴이다.

Step 1: 식후 느낌을 체크하라

식사 후 졸음, 불쾌감, 더부룩함, 속쓰림 등이 있다면 그 음식은 내 몸에 부담이 되는 음식일 수 있다.

Step 2: 음식과 컨디션의 상관관계를 메모하라

하루 식단과 컨디션 일지를 짧게 적는다. '브로콜리 + 현미 + 생선 먹은 날은 힘이 났다' 등

Step 3: 1~2주 단위로 식단 실험을 해 보라

어떤 음식을 빼거나 추가해서 변화되는 몸의 반응을 비교해 본다.

Step 4: 외식할 때도 머릿속 식단표를 떠올려 보라

음식점 메뉴판을 볼 때도 "내게 맞는 음식이 뭔지" 기준을 갖고 고른다.

Step 5: 나만의 '회복식' 레시피를 정하라

컨디션이 안 좋을 때, 빠르게 회복시켜 줄 음식 조합을 미리 정해 둔다. 예) 양배추죽 + 미나리무침 + 두유 한 잔

▶ 체질보다 중요한 건 '지속 가능성'

물론 체질은 중요한 건강 지표다. 하지만 완벽한 체질 식단을 100% 따르는 건 현실적으로 쉽지 않다. 중요한 건 꾸준히 실천 가능한 수준에서 내 몸에 맞는 음식을 고르고 반복하는 것이다.

예를 들어 체질상 좋지 않다고 해도 소량 섭취 후 몸이 편하면 OK. 좋다고 하더라도 먹고 나서 속이 불편하면 조정 필요. 매일 완벽한 식단이 아니더라도, 70~80%가 내 몸에 맞다면 충분히 유지 가능.

이러한 유연한 태도가 '건강한 식습관의 지속성'을 만든다. 나는 지금도 매일 식사 전후 내 몸의 소리를 듣는다.

"이 음식은 나를 살리는가, 혹은 망치는가?"

[표] 생태 유전체 맞춤 처방전(21. 10. 8. 강남 I병원)

구분	순위	음식
곡류	1	현미밥(찹쌀>멥쌀, 조, 흑미, 율무), 옥수수
	금기	간장, 강낭콩, 검은콩, 노란콩, 녹두, 두부, 두유, 메밀, 밀가루, 보리, 오트밀(귀리), 완두콩, 유부, 통밀, 쌀
채소, 해조, 과일, 견과류	1	감자, 마늘, 무, 목이버섯, 미나리, 부추, 쑥, 양파, 파래, 피망, (레몬, 복숭아, 수박, 은행, 토마토)
	2	김, 냉이, 당근, 도토리, 돼지감자, 두릅, 버섯류(표고, 송이), 브로콜리, 비트, 신선초, 열무, 참마(두리안, 매실, 밤, 체리, 석류, 아몬드, 아보카도, 아사이베리, 크랜베리)
	3	고사리, 도라지, 순무, 아스파라거스, 연근, 우뭇가사리, 청각, 대추야자, 살구, 올리브, 유자, 잣, 사과(홍로, 홍옥, 아오리), 파인애플
	금기	가지, 고구마, 곤드레, 다시마, 더덕, 들깻잎, 미역, 봄동, 상추, 시금치, 양배추, 오이, 우엉, 케일, 콩나물, 호박
	금기	감, 금귤, 딸기, 땅콩, 망고, 머루, 바나나, 배, 부사사과, 오디, 오렌지, 자두, 참외, 천혜향, 키위, 포도, 해바라기씨
어육류	1	연어, 미꾸라지, 달팽이
	2	가물치, 다슬기, 닭고기(달걀), 민물가재, 민물참게, 빠가사리, 송어, 숭어
	3	농어, 메기, 민물새우, 양고기, 염소고기, 오리고기
	금기	가자미, 갈치, 고등어, 고래고기, 굴, 꼬막, 꽁치, 꽃게, 낙지, 넙치, 노랑콩, 다랑어(참치), 대구, 도로묵, 돼지고기, 바다생선류, 붕어, 고기, 완두콩, 우유, 제비콩, 조개류, 치즈

야채즙	1	감자, 미나리, 쑥 파슬리
	2	냉이, 당근, 마, 민들레, 브로콜리, 비트, 샐러리, 신선초, 치커리, 컴프리
	3	순무
	금기	고구마, 로메인, 보리싹, 시금치, 아세로라, 양배추, 오이, 오크립(오크리프), 청경채, 케일(콜라드)
조미료	1	마늘, 샤프란, 생강, 옥수수기름, 칠리소스, 토마토케찹, 후추
	2	검은깨, 겨자, 계피, 고추냉이, 벌꿀(밤꿀, 잡화꿀), 죽염, 참기름, 참깨, 카레, 현미식초
	3	양조식초, 올리브유, 천일염
	금기	감식초, 까나리액젓, 된장, 들기름, 들깨, 발사믹식초, 새우젓, 오레가노, 젓갈류, 창란젓, 청국장, 춘장, 카놀라유(채종유, 유채유), 콩기름, 포도씨유, 허바라기씨유
기호 식품	1	동충하초, 로열제리, 인삼, 홍삼, 차가버섯, 초란
	2	가시오가피, 난황, 누에가루, 매실차, 산둥글레, 카모마일, 영지, 코코아, 오미자, 율무차
	3	로즈마리, 만수국화차, 유자차
	금기	대추, 결명자, 녹용, 녹차, 아카시아꿀, 알로에, 커피, 홍차, 메밀차, 곶감, 복분자주, 감식초, 감잎차, 감차, 구기자, 글루코사민, 낫토, 동규자차

▶ **마지막 조언 – "당신이 먹는 음식이 곧 당신이다"**

  항암을 겪고 나서 음식에 대한 생각이 완전히 바뀌었다. 과거엔 "맛있고 배부르면 된다"였지만, 지금은 "먹고 나서 내 몸이 기뻐하는가"를 먼저 생각한다.

  음식은 곧 '삶의 질'이고, '치유의 시작'이다. 내 몸에 맞는 음식들을 하나씩 알아 가고, 그걸 머리에 넣고 다니며 실천하는 삶. 그것이 진짜 웰빙이자 웰에이징이다.

3. 좋은 운동(Good Exercise: GE)

성공적인 암 치유는 물론, 99세까지 팔팔하게(9988) 건강하게 살기 위한 '6G 요법' 가운데 세 번째 원칙이 바로 '좋은 운동(Good Exercise, 이하 GE)'이다.

GE는 그저 땀을 흘리는 단순한 활동이 아니다. GE는 잘 먹고, 잘 자고, 잘 싸는, 이른바 '3잘'을 실현하게 만드는 건강 회복의 숨은 조력자이자 면역력을 끌어올리는 치유 촉진제이다. 마치 땅속 깊이 뿌리를 내린 나무가 비바람에도 꿋꿋이 버틸 수 있듯, 운동은 몸과 마음을 지탱해 주는 깊은 뿌리이다.

나는 4년 넘는 시간 동안 암이라는 거대한 적과 맞서 싸우면서도 한순간도 운동을 게을리하지 않았다. 입원 중이든, 항암 치료를 받는 날이든, 외래 진료를 마친 날이든, 내 두 다리는 끊임없이 병원 복도를 걸었고, 병실 한쪽 구석에서라도 몸을 움직이며 스스로를 일으켜 세웠다.

걷고, 땀 흘리고, 다시 일어나는 그 반복 속에서 나는 스스로를 단련했고, 살아 있음을 실감했다.

GE란 무엇인가?

나는 GE를 이렇게 정의한다.

"건강한 신체를 유지하고 저속 노화를 유도하면서, 늘 활기차고 생기 있는 삶을 영위하기 위해 일상적으로 습관화해야 할 필수 활동이다. 혈액순환을 원활히 하고 수면의 질을 높이며, 결국에는 우리 몸의 면역 세포를 활성화시켜 회복과 재생의 속도를 높여 주는 역할을 한다."

이러한 GE는 크게 유산소 운동과 무산소 운동(근력 운동)으로 나뉘며, 서로를 보완하며 신체의 균형을 맞춰 준다.

GE는 단순히 몸의 지방을 줄이기 위한 다이어트 운동이 아니다. 우리 몸 구석구석에 생명의 불씨를 되살리는 일이고, 더 나아가 자연 치유력을 되살리는 지름길이다.

GE는 단순한 선택이 아닌 의무이자 생존 전략이다. 내 경험상 말하자면, 운동은 항암제를 뛰어넘는 최고의 면역 촉진제이며, 병마와 싸우는 고통 속에서도 다시 일어날 수 있게 해 주는 '신의 처방전'이었다.

❖ 내 투병 중 GE의 실천 사례

사람들은 말한다. "아니, 그렇게 힘든 항암 중에 어떻게 운동까지 했어요?" 나의 대답은 간단하다. "하지 않으면 못 버텼으니까요."

케모포트를 찬 채로 병원 옥상정원을 매일 4천~6천 보씩 돌았다. 식사를 못 해 기운이 없던 날에도, 병실 구석에서 도리도리 100번, 발목 치기 100번, 플랭크 2분, 허벅지 스트레칭 등을 반복했다. 움직임은 곧 생명이었다.

'누우면 죽고 걸으면 산다', 바로 '누죽걸산'의 신념으로 매일 평균 1만 보 이상을 걷고 또 걸었다. 그 결과는 뚜렷했다. 77회의 항암 치료와 30여 차례의 방사선 치료를 이겨 낼 수 있었던 것, 그 밑바탕엔 언제나 운동이 있었다.

❖ GE는 선택이 아닌 생존의 방식

운동은 처음엔 버겁다. 하지만 어느 순간부터는 몸이 알아서 움직이고 싶어지며, 마음이 그 시간을 기다리게 된다. 내가 GE를 통해 체득한 것은 단지 근력이나 지구력만이 아니다. 그것은 자기 자신과의 신뢰, 살아 있다는 감각, 치유에 대한 확신이었다.

건강은 행동의 결과다. GE는 나를 살린 도구였고, 지금 이 글을 읽고 있는 여러분에게도 반드시 그렇게 되리라 확신한다.

1) 누죽걸산 – 걸으면 90% 병이 낫는다. 매일 평균 1만 보 걷기
- "누우면 죽고, 걸으면 산다"는 말은 더 이상 비유가 아니다. 내게는 그것이 생존 전략이었고, 회복의 길이었다.

▶ '누죽걸산' – 죽기 살기로 걸은 나의 생존법

2020년 11월, 췌장암 3기 판정을 받고 시한부 인생을 통보받았을 때, 나는 두려움보다 본능적으로 몸을 움직여야 한다는 신호를 먼저 느꼈다.

"누우면 죽고, 걸어야 산다."

이 한 문장을 가슴에 새기고 매일 한 걸음 한 걸음 생명을 향해 걷기 시작했다. 항암 초기에는 몸이 너무 힘들어 병실 안을 몇 걸음 도는 것조차 버거웠지만, 그래도 복도를 천천히, 병원 옥상 정원을 반복해서 걸었다.

항암제 주입 중에도 케모포트를 찬 채 병동을 천천히 걸었고, 식후에는 구토를 참으며 병원 복도 끝까지 걸었다. 때로는 병실에 내가 없다고 간호사 호출 방송이 울릴 정도로 병원을 종횡무진 누비며 '살기 위해 걸었다.'

▶ **치료 중 '걷기'가 만들어 준 놀라운 변화**

입원 중에도 하루 4천~6천 보 걷기를 꾸준히 실천했고, 병원 옥상정원은 나의 명상 공간이자 운동장이었다. 퇴원 후에는 하루 1만 보 이상 걷기를 목표로 집 주변 공원, 둘레길, 산책로를 매일 걸었다.

이 습관은 단순한 운동이 아니었다. 체중 유지, 기분 안정, 면역력 유지, 소화와 수면 개선, 항암제 부작용 감소, 무엇보다 스스로 몸을 돌본다는 자존감 회복의 원천이었다. 77회의 항암, 30회의 방사선 치료를 받으며 나는 단 한 번도 쓰러지지 않았다. 그 힘은 걷기에서 나왔다고 확신한다.

▶ **걷기의 종류 - 나만의 전략적 GE 루틴**

걷기도 전략이 필요하다. 나는 체력과 컨디션에 따라 아래와 같이 나누어 실천했다.

① 저강도 걷기
　　목적: 산소 공급 + 긴장 완화
　　방법: 평지 중심 산책, 명상과 함께 진행
　　장소: 공원 산책로, 병원 옥상 정원, 둘레길 / 주 1회, 5천 보 이상

② 중강도 걷기
　　목적: 유산소 효과 + 근지구력 유지
　　방법: 숲길 걷기, 계단 오르내리기
　　장소: 도시 외곽 둘레길, 경사도 낮은 산 / 주 1회, 5천 보 이상

③ 고강도 걷기/등산
　　목적: 심폐기능 강화 + 체력 증진
　　방법: 계족산, 관악산, 지역 산행 / 주 1회, 1만 보 이상

걷기를 단순한 이동이 아닌, '치유의 단계'로 전략화했던 것이다.

▶ **어싱(Earthing) – 땅을 밟는 걷기의 또 다른 힘**

　2023년 봄부터는 '어싱(Earthing)'에도 집중했다. 맨발로 흙, 잔디, 모래를 밟으면 활성산소를 제거하고 자연의 전자(지구 에너지)를 통해 몸의 전기적 균형을 맞춘다는 원리를 실천한 것이다.

　계족산 황톳길에서 어싱을 시작했고, 지금은 바닷가 모래사장 걷기까지 일상화했다. 특히 1~2시간 이상 어싱한 날은 깊은 숙면을 경험했다. 최근에는 지자체에서도 황톳길, 생태 숲길, 해변 산책로를 잘 조성해 중장년층의 걷기 명소로 적극 활용되고 있다.

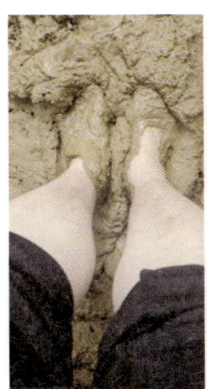
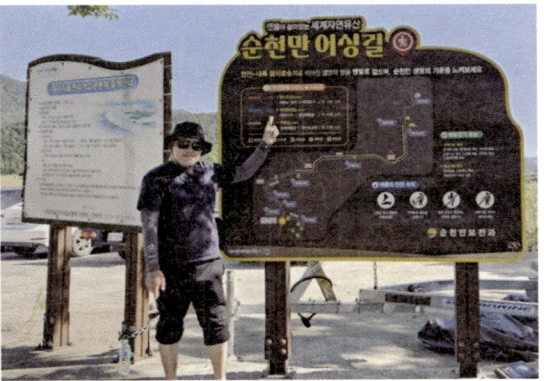

[그림. 투병 중에 황톳길 어싱을 위해 전국 명소를 찾아다녔다]

▶ '걷기'라는 위대한 과학

일본의 암 전문의 나가오 가즈히로 박사는 단언한다. "병의 90%는 걷기만 해도 낫는다." 의학의 아버지 히포크라테스는 고대 그리스 시대에 이미 말했다. "걷기는 인간에게 최고의 약이다."

수천 년 전에도, 현대 의학이 고도로 발달한 지금도, 결론은 같다.
걷는다는 것은 곧 살아 움직이는 생명력의 증거라는 것이다. 미국 하버드대 연구팀의 보고에 따르면,

"하루 7,500보 이상 걷는 중장년층은 치매, 암, 심혈관 질환의 발생률이 35~50%까지 감소한다." 이 얼마나 놀라운가?

약도, 주사도 아닌 '걷기' 하나로 우리는 스스로의 생명력을 높이고, 면역력을 강화하며 그리고 정신까지 되살릴 수 있다는 사실이 과학적으로 입증된 것이다.

암 투병이라는 길고 어두운 터널 속에서도, 나는 매일같이 묻고, 실천했다. "오늘도 나는 내 몸을 위해, 내 삶을 위해, 충분히 걸었는가?"

2) 균형적인 운동으로 최적의 신체 조건을 유지하라(유산소, 무산소)
- 유산소와 무산소 운동, 그 조화가 기적을 만든다

운동은 단순히 몸을 움직이는 행위가 아니다. 운동은 몸을 살리고, 마음을 깨우고, 삶을 다시 시작하게 하는 '생명의 촉매제' 이다.

그중에서도 유산소 운동과 무산소(근력) 운동을 균형 있게 병행하는 것이야말로 몸의 기능을 최적화하고, 치유와 회복의 문을 여는 열쇠였다.

▶ 유산소와 무산소의 '균형', 그것이 비결이다

많은 사람들이 운동을 말할 때 한 가지에만 집중한다. 걷기만 하거나, 근력운동만 하거나. 그러나 나는 투병 중 몸으로 깨달았다. 운동은 '균형'이 핵심이며, '조화' 가 치료이다. 유산소 운동은 심장과 폐, 혈관을 살린다. 무산소 운동은 근육과 골격, 기초 체력을 만든다.

나는 암 투병 중에도 매일 평균 1만 보 걷기를 실천했다. 하루 한 번은 둘레길을 따라 걷고, 또 한 번은 짧은 산행을 병행했다. 그리고 집에서는 간단한 스쿼트, 플랭크, 발뒤꿈치 들기, 팔 굽혀 펴기를 통해 내 근육이 무너지지 않도록 단속하고 지켰다. 특히 허벅지와 종아리 근육은 내 생명줄이나 다름없었다. 걸을 수 있다는 것, 버틸 수 있다는 것, 그건 근육이 나를 잡아 주는 덕분이었다.

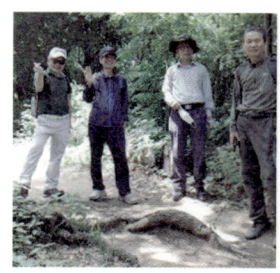 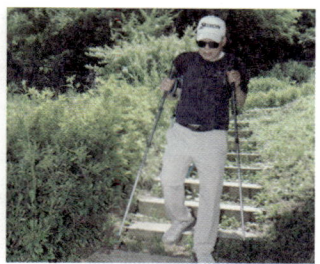

[그림. 투병이 아무리 힘들어도 친구들과 주1회 둘레길 산행]

▶ "걸으면 산다"는 말, 그건 나의 체험이다

누군가에겐 걷는다는 것이 너무도 당연한 일상일지 모른다. 그러나 나에게 걷기란 매일의 생존 선언이었다. 기력이 없어도, 항암 치료로 몸이 무너져도, 나는 복도 끝까지, 병원 옥상까지, 바람 부는 산책길까지 한 걸음 또 한 걸음을 내디뎠다. 비가 오든 눈이 내리든, 혹은 쓰러질 것 같은 날이든 나는 살고 싶어서, 회복하고 싶어서, 오늘도 걸었다.

그 걷는 시간 동안 나는 울었고, 기도했고, 다시 일어섰다. 그리고 나는 매일 스스로에게 되묻는다. "오늘 너는 너를 살릴 만큼 걸었는가?" "오늘의 걸음은 내일의 생명을 준비했는가?"

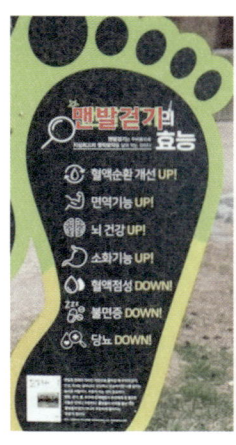 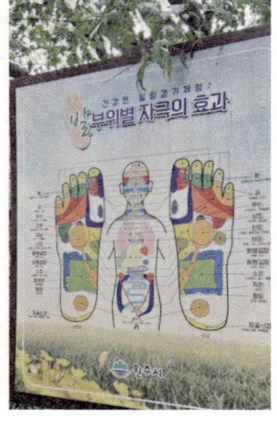

[그림. 걸어야 산다- 전국 걷기에 좋은 산을 누비고 다녔다]

3) 허벅지, 종아리 근육이 빠지면 치료가 무너진다

- "허벅지와 종아리 근육 빠지는 날, 내 투병은 끝이다."
  나는 이 말을 가슴에 새기고 매일 다리를 단련했다.

▶ **"하체 근육이 무너지면, 암 치료도 무너진다"**

암 투병이라는 극한의 상황 속에서 내가 '걷기'만큼이나 공들였던 것이 있었다. 바로 허벅지와 종아리 근육, 즉 하체 근력 유지였다.

사람들은 종종 이렇게 말한다.

"몸이 약해졌다."

하지만 실제로 약해지는 건 허벅지와 종아리부터다. 허벅지 근육은 우리 몸 근육의 60% 이상을 차지하며, 대사 기능, 인슐린 감수성, 심폐 기능, 골격 안정에 핵심적인 역할을 한다. 종아리는 '제2의 심장'이라 불릴 정도로 혈액을 심장으로 끌어올리는 펌프 역할을 해준다.

즉 하체 근육은 면역력과 순환계, 그리고 회복력을 좌우하는 핵심 자산이다. 그래서 나는 다짐했다. "이 다리가 무너지면, 내 치료도 끝이다."

▶ **암환자 아닌 듯이 훈련했다 – '근테크'를 실천하다**

긴 투병 기간 동안, 나는 자신에게 '근테크(근육 + 재테크)'를 명령했다.

"돈은 잃어도 다시 벌 수 있지만, 근육은 잃으면 회복이 더 어렵다."

매 순간 '투병 vs 회복'이라는 전투의 전장 한가운데서, 나는 근육을 지켜야 치료도 버틸 수 있다는 걸 직접 체감했다.

▶ **실내 루틴**
스쿼트: 하루 2~3세트, 1세트당 10~15회씩 수시로 반복
　　　→ 허벅지 앞뒤 균형 + 대퇴사두근 자극
실내 자전거: 중간 강도로 20~30분
　　　→ 관절에 부담 없이 심폐 기능 유지
발뒤꿈치 들기 운동: 10회씩 3세트
　　　→ 종아리 펌프 강화, 발목 유연성 증가

▶ **실외 루틴**
계단 오르기: 병원 계단, 지하철, 아파트 계단 활용
둘레길 걷기 + 산행: 매주 2회 이상, 1만 보 이상 걷기
근육 유지를 위한 규칙적 걷기 + 식사 후 산책

항암 중에도 내 다리는 끊임없이 움직였다.
때론 병실에서 케모포트를 찬 채,
때론 수액을 끌고 복도에서 걷고 또 걷고,
때론 옥상에서 햇살을 맞으며 조심조심 스쿼트을 했다.

나를 본 간호사들은 "진짜 암환자 맞냐"며 웃기도 했다.
나는 그 말이 좋았다. '그래, 나 아직 살아 있구나.' 그 말 한마디가 근육을 움직일 힘이 되어 주었다.

▶ 허벅지 55cm, 종아리 40cm - '근육 둘레'는 내 생존 지표였다

운동의 성과를 확인하기 위해 나는 줄자를 들고 다니며 정기적으로 근육 둘레를 쟀다. 그야말로 '자기 진단형 근육 헬스 코칭'을 실천한 셈이다.

- 허벅지 둘레 목표: 55cm (기준 평균 약 51cm)
- 종아리 둘레 목표: 40cm (기준 평균 약 37.5cm)

식사하고, 걷고, 운동한 후엔 늘 다리 둘레를 재보며 "빠졌나? 괜찮나?"를 체크했다. 지금 생각하면 웃기기도 하지만, 그때의 나는 간절했다. 내 다리가 곧 내 생명이었고 근육이 곧 면역력이었기 때문이다. 많은 연구기관들이 이야기한다.

하버드 의대: "근육량이 많은 사람일수록 암 재발률이 낮고 생존률이 높다."

일본 가나자와 의대: "대퇴사두근의 두께가 항암 치료 효과와 상관관계를 보인다."

서울아산병원 2022 연구: "노년기 근감소증은 암 치료 중 감염률과 사망률을 높인다."

특히 허벅지 근육량이 감소하면 혈당 조절 능력이 떨어지고, 항암제의 독성을 견디는 능력도 급격히 약화된다. 즉 근육은 암 치료의 '버퍼'이자 '저항선'이다.

▶ 작은 실천이 근육을 만든다 - '하체 근육 사수법'

지금 암 치료 중이거나 회복기를 걷고 있다면, 다음의 하체 근육 관리법을 실천해 보자.

항목	실천 팁
스쾃	침대 옆, 식사 전후 틈틈이 10회씩
발뒤꿈치 들기	TV 볼 때, 설거지할 때 틈틈이 가능, 지하철 이동
실내 자전거	날씨 상관없이 실내에서 가능, 20분 이내
걷기	1일 평균 1만 보, 무리하지 않되 꾸준히
계단 활용	엘리베이터 대신 1~2층은 걸어서 오르기
줄자 측정	주 1회 허벅지·종아리 둘레 재며 모니터링

▶ **마무리: "근육은 나의 생존 수단이었다"**

암과 싸우는 동안, 나는 어떤 고급 치료제보다도 내 두 다리의 근육이 나를 살렸다고 믿는다. 고통 속에서도 스쾃을 반복하고, 지쳐도 병원 복도를 걷고, 줄자를 들고 근육을 재며 웃던 그 시간들이 결국 나를 살려 냈다.

"근육은 배신하지 않는다.

근육을 키운 사람은 몸뿐 아니라 인생도 회복할 수 있다."

지금도 나는 다짐한다.

"오늘도 허벅지와 종아리를 위해 10분은 쓰자."

그것이 내 건강을 지키는 가장 확실한 투자다.

4) 수시 상체 근육 운동을 통해 근육량을 유지하라

잘 놀아야 오장육부가 활발히 움직이고, 피가 원활히 순환하며 소화와 배설이 원활해진다. 또한 숙면을 취하게 되어 면역력이 강화되고, 자율신경계가 정상적으로 작동하면서 치유가 원활해지는 선순환이 형성된다.

투병을 통해 근육의 중요성을 직접 체험하며 '근테크(근육+재테크)'라는 말의 의미를 깊이 깨닫게 되었다. 근육은 돈으로 살 수 없는 중요한 자산이다.

▶ 근력 강화 경험과 운동 루틴

하체 근육 강화를 위해 허벅지와 종아리를 집중적으로 단련했고, 상체 근육 강화를 위해 플랭크(plank)와 팔굽혀펴기(push-up)를 병행했다.
- 플랭크: 신체 중심 근육을 강화하는 운동으로, 회당 2~3분씩 진행
- 팔 굽혀 펴기: 가슴에 포트가 꽂혀 있어 약하게 실시했으나, 규칙적으로 수행하여 근력 강화에 큰 도움을 받았다.

하체 위주로 운동을 하다 보니 상체 근육이 상대적으로 약해 이를 보완하기 위해 플랭크와 팔 굽혀 펴기를 취침 전후로 꾸준히 수행했다. 또한, 유산소 및 근력 운동의 효과를 높이기 위해 운동 전후 간단한 스트레칭과 침상에서 발목 치기, 도리도리, 귀 잡아당기기 등의 신체 활동을 통해 유연성을 최대한 높이고자 노력했다.

▶ 중장년 및 노년층을 위한 추천 운동

생성형 AI인 ChatGPT에 중장년 및 노년층에게 적합한 유산소 및 근력 운동을 추천해 달라고 질문하였고, 다음과 같은 답변을 받았다.

■ 유산소 운동
▫ 걷기
- 설명: 저강도로 시작할 수 있으며, 심장 건강을 개선하고 체중 조절에 도움을 줌
- 이점: 심혈관 건강 증진, 스트레스 해소
- 실천 방법: 매일 최소 30분 이상 꾸준히 걷기

◘ **자전거 타기**
- 설명: 실내 또는 실외 자전거 타기는 하체 근육을 강화하고 심혈관계에 유익함
- 이점: 하체 근력 강화, 심장 건강 향상
- 실천 방법: 주 2~3회, 30분 이상 가벼운 페달링부터 시작하여 점차 강도를 높이며 진행

◘ **수영**
- 설명: 관절에 무리가 가지 않으면서 전신을 사용하는 운동
- 이점: 전신 근육 강화, 유연성 증가
- 실천 방법: 주 2~3회, 각 세션 30분 이상 수영하기

■ **근력 운동**

◘ **아령(덤벨) 들기**
- 설명: 손에 아령을 들고 하는 다양한 운동은 팔, 어깨, 등 근육을 강화함
- 이점: 상체 근력 강화, 체력 증진
- 실천 방법: 가벼운 무게로 시작하여 점진적 중량 증가, 주 2~3회 실시

◘ **스쾃(squat)**
- 설명: 체중을 이용한 스쾃은 허벅지, 엉덩이, 하복부 근육을 강화
- 이점: 하체 근력 증진, 균형 능력 향상
- 실천 방법: 벽을 등지고 수행하거나 의자를 사용하여 안전하게 운동

■ 레그 리프트(leg lift)
- 설명: 누워서 다리를 들어 올리는 운동으로 복부와 다리 근육을 단련할 수 있음
- 이점: 복부 강화, 하체 근력 증진
- 실천 방법: 바닥에 누워 한 번에 한 다리씩 천천히 들어 올리고 내리기

이러한 운동을 꾸준히 실천하면 중장년 및 노년층이 건강을 유지하고 활력을 높이는 데 큰 도움이 될 것이며 꾸준한 실천이 건강 유지의 핵심이다.

5) 자신의 조건에 맞는 운동을 개발하여 꾸준히 반복하라

- "운동은 병을 이기는 몸을 만드는 가장 확실한 방법이다. 하지만 중요한 건, 내 몸에 맞는 운동을 찾고 꾸준히 해내는 것이다."

▶ 몸은 정직하다. 무리하면 아프고, 맞추면 좋아진다

투병 중 내가 얻은 소중한 교훈이 하나 있다.

"아무리 좋은 운동도 내 몸에 맞지 않으면, 그것은 독이다."

젊은 시절에는 '남들이 한다니까', '효과가 좋다니까' 하며 운동을 따라 했지만, 암과 싸우면서 비로소 깨달았다.

- 운동은 '맞춤형'이어야 한다.
- 운동은 '지속 가능성'이 핵심이다.

몸이 회복되기 시작할 때, 나는 의욕이 앞서 무리한 운동을 했다가 오히려 근육통, 복부 경련, 피로 누적을 겪었다. 그때부터는 내 몸의 컨디션, 에너지 수준, 계절과 시간대에 따라 운동 강도와 종류를 조절했다. 결국 운동은 내 몸과 대화하는 시간이다.

무리하지 않으면서 꾸준히 반복하는 것. 그것이 정답이었다.

▶ 잘 놀고, 잘 자고, 잘 쉬는 삶의 루틴이 시작되었다

운동을 시작하고 나서 생긴 변화는 단순히 체력 증진만이 아니다.
"잘 놀고 → 잘 자고 → 잘 싸고 → 잘 치유된다"는 선순환의 고리가 만들어졌다.

운동이 활성화되니 오장육부가 춤을 추고, 소화도 잘 되고, 숙면도 취하고, 무기력한 하루가 아니라 활기찬 하루를 맞이할 수 있었다. 암 환자에게 있어 '하루를 잘 살아 낸다는 것' 자체가 회복이다.

운동은 내게 하루를 회복시키는 강력한 에너지원이었다.

- **실천으로 증명한 나의 운동 루틴**

① 기상 루틴 - '누운 채 준비운동'
도리도리 100회: 경추 이완, 뇌혈류 순환 촉진
발목 치기 100회: 하체 순환 자극, 부기 해소
플랭크 2~3분: 코어 근육 자극

아침 활력 찾기에 간단한 운동만으로도 몸이 깨어나고, 무거운 머리가 맑아지며 하루를 가볍게 시작할 수 있었다.

② 일상 루틴 - '틈틈이 걷고, 늘 움직인다'
평일 평균 1만 보 걷기 → 오전 외출 시 5천 보, 저녁 식사 후 부족한 걸음 채우기

발 마사지와 종아리 스트레칭 → TV 보거나 샤워 전후 10분, 혈액순환에 탁월

걷기는 단순한 유산소 운동이 아니라 심리적 안정, 수면 유도, 면역력 강화의 3박자를 동시에 만족시켜 주었다.

③ 주간 루틴 – '산, 들, 강을 벗 삼다'

주 2회 등산 및 둘레길 트래킹

→ 1회는 1.5만~2만 보 둘레길 걷기

→ 1회는 500m 이상 산행(중고강도 운동)

산을 오르면 땀이 흐르고, 숨이 가빠질수록 살아 있음을 느꼈다.
그 어떤 약보다 자연 속 운동이 내 몸을 살렸다.

▶ 근력 운동은 내 몸의 방어막
■ 집에서 실천한 근력 운동

- 스쾃 20회 × 2세트
- 푸시업 20회 × 2세트
- 자전거 타기 30분(실내)
- 덤벨(2~5kg)로 상체 근력 자극, 윗몸일으키기, 플랭크로 코어 강화

운동 후에는 꼭 스트레칭을 통해 피로를 해소하고, 무리하지 않도록 천천히 반복 횟수와 강도를 늘려 갔다.

근육을 키운다는 건 단순히 몸을 만드는 게 아니다. 면역력의 토대를 쌓고, 암 재발을 막는 벽을 세우는 일이다.

이러한 운동은 '이론'이 아니라 '삶의 실천법'이다. 나는 실제로 이것을 매일 실천하며 생명을 붙잡고, 활력을 회복하고, 삶을 재건했다.

▶ 마무리 - 운동은 나를 되살린 매일의 기도였다

나는 운동을 종교처럼 반복했고 그 결과 몸이 나아졌으며, 마음이 단단해졌고 삶의 희망이 생겼다.

운동은 단순히 몸을 위한 것이 아니다. 운동은 자기 회복의 선언이며, 삶을 포기하지 않겠다는 약속이다. 오늘도 나는 묻는다.
"내가 지금 할 수 있는 가장 건강한 선택은 무엇일까?"
그 대답은 언제나 같다.

"움직여라. 네 몸은 움직일수록 살아난다."

4. 좋은 치료(Good Clinic: GC)
- 좋은 치료란 병원의 기술과 나의 의지를 연결하는 지혜다

❖ 좋은 치료(GC)는 수동적 처방이 아닌, 나와 병원의 공동 작업이다

암을 극복하고 99세까지 팔팔(9988)하지 살아가기 위한 여정에서, '좋은 치료(Good Clinic, 이하 GC)'는 단순한 병원 이용이나 의사에 대한 의존이 아니다.

GC의 본질은 '내 몸을 회복할 수 있도록 돕는 모든 행동과 선택을 포함한 주체적인 치유 전략'이다. 좋은 의사를 만나고, 훌륭한 치료법을 선택하는 것만으로는 부족하다. 그 치료가 '나의 몸과 마음 전체'를 고려한 통합적 접근으로 이어질 때 비로소 회복의 문이 열린다. 나는 GC를 이렇게 정의하고 싶다.

"아픈 몸을 건강한 체질로 회복시키기 위한 통합적 치료 여정은, 병원의 수술·항암·방사선과 같은 표준 치료뿐 아니라 온열, 산소, 한방, 정신요법 등 다양한 대체 요법을 환자 스스로 조합하여 자기 주도적으로 실천하는 회복 중심의 전략이다."

이 정의 속에서 가장 중요한 두 단어는 바로 '통합'과 '자기 주도'이다.

❖ 수술과 항암만으로는 충분하지 않다

회복은 '삶 전반을 회복하는 과정'이다. 많은 사람들이 병원에서 항암제를 맞고 수술을 받으며 '나는 치료를 잘 받고 있다'고 믿는다. 하지만 내가 체험한 현실은 다르다. 진짜 회복은 병원을 나선 후부터 시작된다.

어떤 음식을 먹을지, 얼마나 걷고 잘 자는지, 마음의 평정을 어떻게 유지하는지 이 모든 요소가 결국 치료의 결과를 좌우했다. 병원은 몸을 '치료'할 수 있지만, 나만이 내 삶을 '회복'시킬 수 있다. 그리고 그 회복을 가능하게 해 주는 것이 바로 자기 주도적 통합 치료, 즉 GC다.

❖ GC의 핵심, '통합 치료'란 무엇인가?

통합 치료(Integrative Treatment)란, 단순히 치료법을 '여럿 사용한다'는 의미를 넘어서 '내 몸과 상황에 맞는 균형 잡힌 회복 전략을 설계하고 실행하는 것'이다.

현대 의학의 표준 치료(수술, 항암, 방사선)가 빠르고 강력한 제거 방식이라면, 보완 대체 치료는 부작용을 줄이고 면역력을 살리는 정화 방식이다. 이 둘은 결코 대립되는 것이 아니다. 서로 보완하고 상승시켜 주는 관계다.

❖ **GC의 구성 요소 – 나만의 맞춤형 회복 조합**

치료 영역	구체적 내용
병원 치료	수술, 항암제, 방사선, 면역항암제 등
보완 치료	고주파 온열 요법, 고압 산소 요법, 비타민C 주사 등
한방 요법	면역력 강화 한약, 쌍화탕, 십전대보탕 등
식이 요법	항암 식단, 저탄수화물 식단, 항산화 음식 섭취
정신 치료	명상, 심리 상담, 웃음 치료, 음악 요법 등

이 표는 단순히 선택지를 보여 주는 것이 아니라, "어떤 조합이 나에게 가장 잘 맞는지"를 스스로 탐색하라는 지침서다.

❖ **GC는 삶의 균형을 되찾는 예술이다**

회복은 단지 병을 없애는 데 그치지 않는다. 그보다 더 중요한 건 삶의 리듬을 회복하고 나만의 치유 루틴을 만드는 것이다. 나는 항암 치료를 받으며 동시에 고주파 온열치료를 병행했고 입맛이 없을 때는 항산화 음식을 꾸준히 먹기 위해 레시피를 바꿨다.

정신적으로 무너질 것 같을 때는 명상과 기도를 통해 마음을 추슬렀으며, 밤이 길고 고통스러운 날에는 음악치료 앱을 켜고 나를 달랬다.

그 모든 것들이 모여, 회복의 길이 되었다.

"좋은 치료란, 병원의 기술과 나의 의지를 연결하는 다리다."

그 다리를 내가 건넌다. 그리고 그 끝에는 내가 다시 걷는 삶, 다시 웃는 날, 다시 꿈꾸는 내일이 기다리고 있었다.

1) 소신을 갖고 자기 주도적 치료를 하라
- "의사는 의학을 알고, 나는 내 몸을 안다. 결국 치료는 내 책임이다."

▶ 의료진에게만 맡기지 마라 - 주도권은 내게 있다

많은 환자들이 치료 과정에서 의사를 '전지전능한 존재'로 여기고, 모든 판단과 결정을 의사에게 전적으로 위임한다. 하지만 내가 투병하면서 깨달은 것은 이렇다.

"의사의 판단은 참고사항일 뿐, 결정은 나의 몫이다."

실제로 미국 존스 홉킨스 병원이 발표한 연구에 따르면,
◆ 미국 의사의 오진율은 약 11%에 달하며
◆ 매년 약 80만 명이 잘못된 진단으로 사망하거나 영구 장애를 겪는다고 한다.

한국도 예외가 아니다. 병원 선택, 치료 시점, 수술 여부 등 중대한 판단은 오직 환자 본인만이 최종적으로 책임질 수 있는 영역이다.

☞☞☞ 수술이냐? 항암이냐? 결정은 고통스럽지만 중요했다

내 경우, 췌장암 항암 치료 중 CT/PET-CT 검사에서 암이 감쪽같이 사라지는 기적을 경험했지만, 동시에 간 전이암이 새롭게 발견되는 날벼락을 맞았다.

A 병원 종양내과는 "지금이 수술 적기다"라며 강력히 수술을 권유했다. "췌장암은 수술 없이 낫는 법이 없습니다. 놓치면 다시 기회 없습니다."

반면 신촌세브란스 병원 암센터 수술 담당은 "전이암 환자에게 수술은 오히려 해가 될 수 있습니다. 특히 췌장암은 수술 후 회복도 어렵고 항암도 못 버팁니다."라고 했다.

두 병원, 두 권위자의 말은 정반대였다. 나는 며칠 동안 고민 끝에 수술 대신 항암 치료를 선택했다. 77회의 항암 치료 끝에 기적적인 호전이 있었고, 지금의 나는 그 결정을 후회하지 않는다.

무엇이 정답이었는지는 알 수 없지만,
스스로 내린 선택이었기에 끝까지 책임지고 견딜 수 있었다.

▶ 암 환자가 흔히 저지르는 자기 착각

많은 암 환자들이 자신과 똑같은 병을 앓았던 사람의 성공 사례를 보고 "나도 저렇게 하면 되겠구나"라고 생각한다. 그러나 이건 위험한 착각이다.
- ◆ 사람마다 체질, 병기, 면역력, 스트레스 반응, 생활 습관이 다르고
- ◆ 같은 병명이라도 병의 '성질'과 몸의 '대응력'은 천차만별이다.

"십인십색, 치료도 백인백색이다." 인터넷 밴드나 카페, 유튜브에서 공유되는 '기적의 민간요법'이나 '완치 경험담'은 참고용일 뿐 정답이 아니다.

▶ 정보는 스스로 학습하라, 그리고 판단하라

환자는 자신이 무엇을 겪고 있는지, 어떤 선택지가 있는지 직접 학습하고 이해할 책임이 있다. 나는 다음의 원칙을 지켰다.

▩ 전문 기관 정보 활용
- 국립암센터, 대한종양학회, 미국 NCI, PubMed 논문 등 신뢰할 수 있는 정보 위주

▩ 의사와의 대화는 꼬리 질문까지 준비
- "그 치료의 장단점은?", "유사 사례는?", "나에게 왜 추천하십니까?" 가족과 함께 충분한 토론
- 경제적 여건, 심리적 준비, 일상 복귀까지 고려하여 치료 기록 정리와 자기 관찰 일지 작성
- 복용 약물, 몸 상태 변화, 부작용 발생 등 정리

▶ 마무리 메시지 - 회복의 열쇠는 나에게 있다

"의사는 병을 고치고, 환자는 삶을 회복한다."

병원 치료는 분명히 필요하다. 그러나 회복의 중심은 내가 어떻게 살고, 어떤 태도로 매일을 살아가느냐에 달려 있다. 건강한 음식, 꾸준한 운동, 스트레스 관리, 정기적인 몸 상태 체크, 새로운 치료 지식에 대한 관심, 그리고 무엇보다 "나는 반드시 회복할 수 있다"는 믿음.

이 모든 것이 모여 나만의 치료법, 나만의 생존 전략, 나만의 기적을 만들어 냈다.

2) 대체 치료를 병행해서 치료의 상승효과를 높이자
- "병원 치료는 칼과 약으로 몸을 다듬고, 대체 치료는 자연과 리듬으로 몸을 회복시킨다."

▶ **병원 치료와 대체 치료는 동전의 양면**

암과 같은 중증 질환을 이겨내기 위해서는 병원 치료와 대체 치료가 서로 보완적인 관계로 작동해야 한다. 나는 이를 '양손 치료 전략'이라고 부른다.

오른손에는 병원 치료: 수술, 항암, 방사선 – 질병을 직접적으로 제거하는 힘.
왼손에는 대체 치료: 온열, 산소, 한방, 명상 – 회복을 촉진하고 몸을 살리는 힘.
두 가지를 함께 쓰면 균형이 잡히고, 하나만 고집하면 어느 한쪽이 무너질 수 있다.

▶ **나는 대체 치료를 '치료의 날개'라 생각했다**

항암과 방사선이라는 혹독한 정공법을 견디는 동안, 나는 내 몸의 회복력을 지탱해 줄 또 다른 날개가 필요하다고 느꼈다. 그래서 병원 치료만큼이나 대체 치료를 적극적으로 실천했다.

■ **내가 병행한 대표 대체 치료**

치료법	작용 원리	구체적 내용
고주파 온열 치료	체온 상승	암세포 저항력 약화 치료 중 체온 유지 소화력 개선 피로 회복
고압 산소 치료	혈중 산소 농도 증가	세포 재생 촉진 두통 감소 수면 질 향상 체내 산소 포화감

치료법	작용 원리	구체적 내용
발마사지 & 각탕	말초 순환 개선	노폐물 배출 촉진 손발 차가움 개선 하체 부기 감소
명상 & 심호흡	자율신경 안정화	스트레스 완화 불안 감소 감정 안정 항암 중 심리적 회복
한방 차 & 찜질요법	한의학적 면역 강화	따뜻한 기운으로 몸을 보호하는 느낌

▶ **과학도 말하는 대체 치료의 효과**

다양한 연구들에서 대체 치료의 긍정적 효과가 확인되고 있다.

치료 종류	기대 효과
온열 치료	"체온이 1도 올라가면 면역력은 5배 강해진다"는 말이 있다. 암세포는 고온에 약하고, 정상세포는 고온에 강하다. 고주파 온열 치료는 항암제의 효과를 상승시키고 동시에 정상세포 회복을 도와준다.
고압 산소 치료	미국 암연구소(AICR) 자료에 따르면, 산소 포화도가 높은 조직은 면역 세포의 활동이 활발하며, 방사선 치료와 병행 시 암세포 사멸률이 증가한다는 결과가 있다.
명상과 마음 돌봄	하버드 의대 보고에 따르면, 매일 15분 이상 명상한 환자 그룹이 스트레스 호르몬 수치가 낮고, 치료 순응도 및 회복 속도가 빠르다고 밝혀졌다.

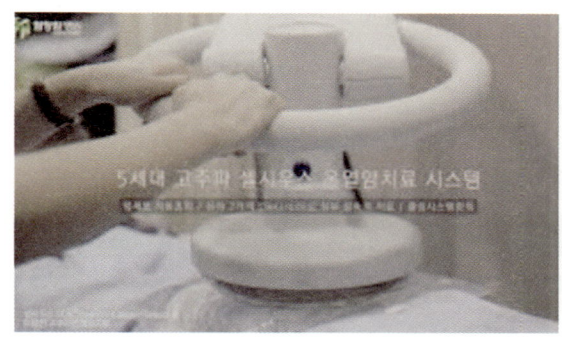 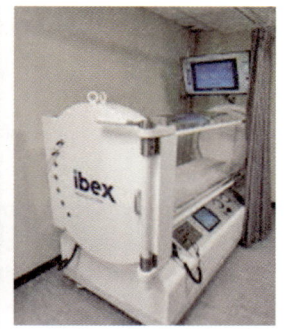

[그림. 투병 중에 받았던 고주파 온열 치료 & 고압 산소 치료]

▶ 면역력, 내 몸을 지키는 최전선

암 치료에서 가장 무서운 적은 암세포 자체보다 면역력 저하다. 나는 치료 과정에서 철저히 '면역력 관리사'가 되었다.

■ 내가 실천한 면역력 강화 루틴

- 고압 산소 치료 주 2~3회 → 폐활량 강화, 조직 재생 도움
- 각탕기 사용 매일 30분 → 혈액순환 촉진, 수면 유도
- 발바닥 패치 부착 후 수면 → 해독 보조, 피로감 감소
- 꾸준한 걷기 + 명상 → 몸과 마음이 동시에 회복되는 느낌
- 백혈구 수치 모니터링 + 수치 안정화 전략 → 비타민 C · 마늘 · 브로콜리 등 식품 집중 섭취

이러한 작은 실천들이 모여 항암 부작용을 줄이고, 총 77회의 항암 치료를 무탈하게 이겨낼 수 있는 체력적 기반이 되었다.

▶ 결과로 나타난 면역 상태의 변화

치료 초기에는 백혈구 수치가 급격히 떨어졌지만, 대체 치료와 생활요법을 병행한 이후 다음과 같은 변화를 경험했다.

항목	치료 중	치료 후	안정기
백혈구 수치	평균 4,200~4,800	유지	7,000 이상
호중구 수치	미흡	항암 후 1~2일내 회복	비교적 안정적
피로감	극심한 전신쇠약	점진적 개선	하루 활동 가능

▶ 내게 맞는 치료법은 내가 찾아야 한다

통합 치료는 '내 몸에 맞는 맞춤 조합'을 만들어가는 여정이다. 누군가에게 효과 있는 대체 치료가 나에게 반드시 효과가 있다는 보장은 없다.

"가장 위험한 건 아무것도 시도하지 않는 것, 그리고 두 번째는 남을 무조건 따라하는 것이다." 나는 꾸준히 시도하고, 몸의 반응을 살피며 '나에게 맞는 통합 치료'를 체득해나갔다.

▶ 마무리 메시지 - 치료는 '외부의 힘'과 '내면의 힘'의 만남이다

수술, 항암, 방사선은 분명히 필요하다. 하지만 내 몸을 다시 일으켜세우는 건 자연과 리듬, 그리고 나의 습관들이었다.

통합 치료는 내가 나를 다시 품는 과정이었고, 내 삶을 회복시키는 '지혜의 실천'이었다. 오늘도 나는 말한다. "의사 선생님 감사합니다. 그리고 내 몸아, 오늘도 버텨 줘서 정말 고맙다."

[표. 투병 중 내가 활용하고 있는 **통합 치료**]

구분	종류	용도	서비스
온열요법 (溫熱療法)	고주파 온열 치료	선택적으로 암 조직에만 에너지를 가하여 열을 발생시키고, 생체 대사율을 증가시켜 암 세포로의 산소 공급을 막아 세포의 증식을 억제함으로써 암 세포를 파괴하는 치료법	강남A병원 주1회
	주열기	피부 표면만 데우는 게 아니라 뼈나 근육, 장기 깊숙이 원적외선 열이 조사되어 안에서 열이 발생하게 되는 원리	일본 AAA 주열기 수시
면역 테라피	고압 산소 치료	고압 산소 치료는 2기압 이상의 압력이 가해진 고압 산소 치료기(챔버) 안에서 100%에 가까운 고농도의 산소를 호흡하는 치료법. 고압 산소 치료를 하면 일반 대기 환경에서 호흡할 때보다 혈장 내 산소 농도가 10배 이상 증가되어 이를 통해 산소 부족으로 유발되는 다양한 현상과 질병을 치료	강남A병원 주1회
	게르마늄 온열 의자	독소 배출이 목적. 게르마늄에서 나오는 고유의 파동에너지가 300℃의 열에너지를 받으면 게르마늄 파동에너지가 최대치로 증폭되어 인체의 세포에 투과 및 흡수되어 공명 현상이 발생	2개월 1회 S치유센터
	각탕기	면역세포인 백혈구가 살기 좋은 환경을 만드는 것이 목적. 발목까지 담그는 족탕이 아니라 삼음교(三陰交) 이상 잠기는 각탕기. 살균 기능과 산소 공급 기능, 버블 기능도 포함되어 있어서 환자에게 더 안정적인 온열의 효과가 발생	S사 각탕기 일 1~2회
	발바닥 패치	사용자가 잠을 자는 동안 몸에서 독소를 제거하는 것을 목표로 하는 발바닥 패치. 아가리쿠스 버섯, 투어멀린, 유칼립투스 나무 수액과 같은 성분을 사용하여 만들어졌으며, 이 성분들은 면역 시스템을 강화하고 혈액순환을 도움	일본 N제품 일1회

구분	종류	용도	서비스
마사지	발 마사지 (foot care)	풋 헬스 센터는 발의 건강을 증진하고 관리하기 위한 다양한 서비스를 제공하는 곳. 이 센터에서는 발 문제의 진단, 치료 및 예방을 돕기 위해 전문가가 상담을 제공하며, 정형외과적인 치료, 맞춤형 깔창 제작, 발 마사지 그리고 특정 발 건강 문제에 대한 물리치료와 같은 서비스를 포함	강서L 발 건강센터 2개월 1회
침	미슬토 주사	면역세포의 활동성을 증가시켜 암세포의 사멸을 유도하고, 항암 치료를 방해하지 않고 항암 부작용 및 후유증을 감소시키는 효과가 뛰어나 많은 암 치료에 이용	동네D병원 주2회
	사암침	손끝에서 팔꿈치 아래까지의 혈(穴)과 발가락에서 무릎 아래까지 혈만을 이용해 경락을 조절하여 치료하는 침법	2개월 1회 S치유센터
항암 보조제	M캡슐	체내 장기의 기능을 활성화하고 해독작용 및 면역력 증진 작용을 일으키는 항암 보조제로 주성분은 상황버섯 추출물로 의사의 처방이 있어야 하며 비급여라 경제적 부담 있음	일 1~2회 H제약

3) 주기적으로 치유 센터에 들어가 심신(영과 육)을 치유하자

- "몸만 낫는다고 끝이 아니다. 영혼까지 쉬고 치유받아야 진짜 회복이다."

▶ 치유는 몸만의 일이 아니다

암 투병을 겪으며 나는 몸만 아픈 게 아니라 마음이 아프고 영혼이 피로하다는 걸 절실히 깨달았다. 항암 치료로 육체는 망가지고, 불안과 두려움으로 정신은 지치고, 삶의 의미조차 흔들리는 날이 있었다. 그럴 때 나를 다시 세운 건 병원이 아니라 '치유의 공간'이었다. 내가 찾은 회복의 안식처는 충청북도 청주에 위치한 '성모꽃마을'이었다.

▶ 성모꽃마을 – 영과 육이 함께 회복되는 공간

2023년 11월, 나는 처음으로 성모꽃마을에 입소했다. 5박 6일의 일정이 끝나갈 무렵, 나는 마치 몸과 마음이 새로 태어난 듯한 감정을 느꼈다. 이후로도 나는 2~3개월마다 한 번씩 이곳을 방문하면서 몸의 피로는 물론이고 마음의 상처까지 정화하는 시간을 가졌다.

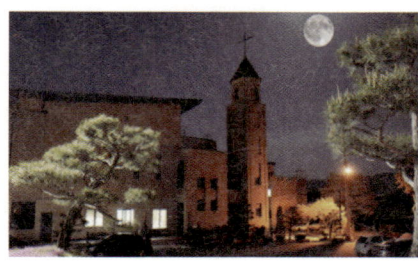 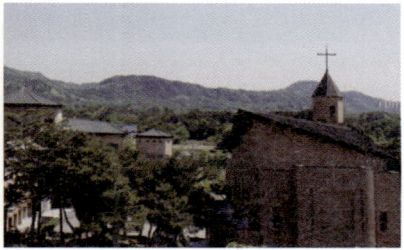

[그림. 충북 청주 소재 성모꽃마을 – 암 환자 치유 센터]

성모꽃마을의 대표 구호는 이렇다.

"영(靈)과 육(肉)이 새롭게 태어나게 하소서!"

그곳에서 이 문장은 단순한 표어가 아니라 실제 치유의 방향성과 중심 철학이었다.

✚ "병의 70%는 영혼의 병이다"

성모꽃마을을 이끄는 박창환 가밀로 신부님은 이렇게 말씀하셨다.

"암을 비롯한 만병의 70%는 영적인 원인이고 나머지 30%가 육체적 원인이다." 많은 환우들이 병만 치료하려 하고 자신의 삶과 영혼을 되돌아보는 데는 소홀한 현실을 지적하셨다.

나는 그 말에 고개를 끄덕일 수밖에 없었다. 암을 얻고 나서야 내 삶을 돌아보게 되었고, 누구를 용서하지 못했는지, 어떤 상처를 끌어안고 있었는지 비로소 마주할 수 있었기 때문이다.

▶ 프로그램 구성 - 몸과 마음을 위한 '회복의 총체 시스템'

성모꽃마을은 단순한 요양소가 아니다. 이곳의 5박 6일 치유 프로그램은 과학적이고 체계적인 통합 치유 루틴을 기반으로 운영된다.

■ 주요 프로그램 구성 ■

영역	프로그램 내용	효과
신체 치유	온열 치료〉 각탕기 사용, 한방 활력진 복용	체온 상승, 혈액순환 촉진, 면역세포 활성화
정신 치유	명상, 기쁨 치료, 심리 상담	스트레스 완화, 감정 안정, 불면 해소
영적 회복	미사, 성가, 감사 일기, 고해성사(선택)	용서와 수용, 내면의 평화
공동체 활동	환우들과의 사례 공유 커뮤니티 활동 프로그램	사회적 유대감 회복
식이 요법	저염, 저당, 저자극, 유기농 맛있는 건강 식단 + 건강보조식품	영양 보충, 식욕 회복

이 프로그램은 암 환우의 면역력 유지와 부작용 완화, 정서적 안정, 회복 동기 부여에 효과적이다.

▶ 종교를 초월한 '공감과 연대의 공간'

성모꽃마을은 가톨릭 기관이지만, 가톨릭 신자가 아니어도 누구든지 환영받는다. 기독교, 불교, 무교, 심지어 무신론자까지도 이곳에서는 '암 환우'라는 이름 아래 같은 사람으로 받아들여진다.

어떤 이는 고백한다. "이곳에 오면 종교보다 더 큰 위로가 있다."

어떤 이는 말한다. "눈물 한 번 흘리고, 웃음 한 번 터뜨리는 것만으로도 나아지는 느낌이다."

- ■ **입소 안내** – 실용 정보도 꼭 알고 가자
- ■ **신청 방법**
    - 성모꽃마을 공식 홈페이지 또는 전화(043-211-2113) 접수
    - 5박 6일 정기 치유 프로그램(매월 1회 운영), 예약 필수, 선착순 마감제 운영
- ■ **입소 대상** – 암 진단을 받은 환우 및 보호자, 치료 중 또는 회복기, 재활기 환우 누구나 가능
- ■ **제공 서비스**
    - 숙식 포함(건강식 위주 3식 + 간식), 치유 프로그램 전 일정 참여
    - 준비물: 편안한 옷, 세면도구, 개인 약품 등
    - 참가비: 실비 기준, 사전 공지(의료비 아님)

▶ **마무리 메시지 – '쉼'도 치료의 일부다**

병원은 치료를 주는 곳이고, 치유 센터는 건강을 회복하는 곳이다.

성모꽃마을은 내게 숨 쉴 틈을 줬고, 지쳐 있던 내 영혼을 다시 일어서게 했다.

"잘 쉬는 것, 잘 웃는 것, 잘 울고, 잘 나누는 것."

이것이 내게는 치료였다. 암과 싸우는 여정은 길고 험하다. 그러니 가끔은 멈추고 쉬어 가자. 그 쉼은 나를 다시 앞으로 나아가게 하는 진짜 힘이 된다.

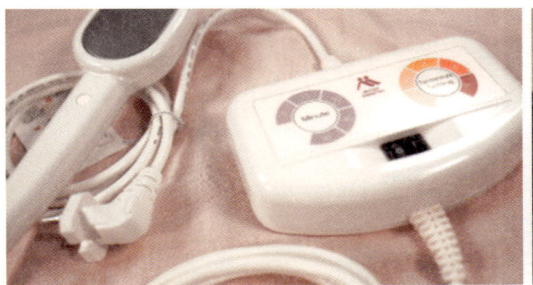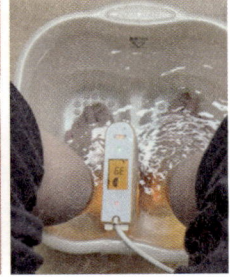

[그림. 온열기와 족탕기를 활용하면서 체온 상승, 면역력 강화]

[성모꽃마을 5박 6일 치유 교육 후기] - 1일차: 23.11.20.

강사: 박창환 가밀로 신부(31년 신부, 23년 암 환자 치유)
암 공통점: 1. 암세포 2. 면역력(병을 이길 수 있는 힘) 저하
암 vs 감기(연 4천 명 사망)감기약 항생제〉바이러스 못 죽임(감기약 먹으면
7일 안 먹으면 일주일, 결국 약을 먹으나 안 먹으나 매한가지)
    결국 암도 감기처럼 기선 제압해야 함〉죽을병 아님
사람 = 육체 + 정신(영혼, 마음)
식물 = 생혼, 동물 = 각혼〉생각, 넋 = 혼백 = 영혼
36,000가지 질병 있으며, 사람일 때 느낌이 있음
암 원인 = 70% 정신 + 30% 육체 (암의 원인은 최소 10년 이상 거슬러 올라감)
    결국 정신적 치유 70% 육체적 치료 30% 해야 하는데 현실은 반대?
당기는 대로 먹자
심한 운동(마라톤, 헬스) 젖산 유발〉암 발생의 원인 제공하기 때문에 과도한
운동 자제. 암은 산소와의 싸움
면역력 설명 예시: 모기 퇴치 = 저수지(혈액), 미꾸라지(백혈구), 짱구벌레(암)
낚싯밥 마구 사용하면 저수지 오염. 즉, 과식하면 안 됨
피를 맑게, 흐름을 원활하게 - 혈전, 독소 제거, 피를 따뜻하게
헬스 + 마라톤 수명 67세, 연예인 65세
60조 세포, 23쌍 염색체, 유전자 변형으로 암이 발생
유전자 신의 영역이었는데 인간게놈 지도로 밝힘
유전자〈책〈글자〈마음 [예: 웃으면 엔도르핀 나옴]
하루 수백~수천 개 암이 발생 – 면역세포가 암을 잡아먹는다.
1cm = 1g = 10억 개 암세포 8.5년~10년 소요
정상 = DNA손상에서 복구됨. 암 = 암세포 + 주변 비정상 작동
암 고치기 충분조건 = 육체 36.5도 이상 + 감정 = 정신 stress no
체온1도 내려가면 면역기능 36%감소, 1도 올라가면 면역력 5~6배
산소가 부족하면 통증이 온다.
치료기1 각탕기: 따뜻하게 39~41도 20~30분, 면역력 강화
치료기2 게르마늄 온열 의자 독소 배출
치료기3 게르마늄 벨트 피를 맑게
치료기4 저출력 레이저 염증 치료

[성모꽃마을 5박 6일 치유 교육 후기] - 2일차: 23.11.21.

[미사 강론]

오소서 성령님!! 성부, 성자, 성령 = 삼위일체
성부〉 영혼, 정신, 자존심
성자〉 말씀(말씀이 사람이 되어 오셨다), 말의 씨가 되셨다.
성령〉 성, 생각, 불멸, 귀한 존재
사랑합니다!! 치유되세요[상호 인사]
전구(轉求: 세 치밖에 안 되는 짧은 혀지만 그 사용에는 주의해야 한다는 의미로 말을 함부로 하면 안 된다는 뜻을 비유적으로 나타내는 말)하오니~~

영과 육이 새롭게 하소서, ~악은 부정적 단어 사용하지 말 것
긍정 생각이 중요: 앗싸가오리 암 걸렸다. 이제 좀 쉬어야지
암은 죄/벌/불행 등 부정 단어 사용 말 것(나의 경우도 항암은 신이 내린 축복이라 생각함. 축복받는 중), 긍정 생각은 긍정 결과를 낳음

인생은 고해(苦海)/고통의 세계라는 뜻으로, 괴로움이 끝이 없는 인간 세상을 이르는 말 고통 속에서 기쁨을 느끼는 인생이 중요(기쁨〉고통, 축복〉불행)
모든 것은 세 치 혀, 말에서 비롯하니 말조심해야. '칭찬은 고래도 춤추게 한다.'

암 = 70% 영혼 + 30% 신체 〉 암? 암~~있지
우리는 36,000가지 질병을 갖고 있음
인간 세상 창조 단계: 천사(영)가 천상 왕국 만들고〉 우주 만물(자연) 만들고〉 인간을 만들어 지상 천국을 만듦

[성모꽃마을 5박 6일 치유교육 후기] - 3일차: 23.11.22.

✚ 오소서 성령님, 영과 육이 새로 나게 하소서
나는 암 환우를 살리기 위해 세뇌시키고 있다.(육체는 조석으로 변해)
저혈압〉 현대 의학으로 못 고치나 여기선 고친다.
하느님의 힘을 저 신부의 따뜻한 손으로 치유한다.
암 환자에 특화된 맞춤 신부. 오늘 점심 함평 한우 안심스테이크(시중 6~7만 원)
여기가 친정집이고 하느님이 자식이라 생각하고 영육간 치유
오히려 암이 축복이라 생각(영)육), 아담과 하와 〉 선악과 따먹고 부끄러움 탐
애간장 단장의 미아리, 오장육부를 녹인다. ≫ 병이 생김
유전자 〉 책 〉 글자 〉 뜻〉 마음 웃으면 엔도르핀 긍정적 호르몬
쥐 실험 행복한 피 = 아세틸콜린(아세틸콜린은 신경세포에서 주변 신경세포
또는 근육이나 분비선의 세포로 신호를 전송하기 위해 분비되는 화학 전달
물질) 부교감 = 림프구 40% 암세포 잡아먹는다.
스트레스 = 아드레날린(Adrenaline; C9H13O3N) 또는 에피네프린
(Epinephrine)은 교감신경의 자극에 의해 부신속질(adrenal medulla)에서
분비되는 호르몬이다) 교감 호중구 60% 자율신경(교감 긴장/ 부교감 이완)
자율자동차 예시, 숯가마 치유 안 됨(rare/레어) 감기 바이러스 교감 〉 아드
레날린 60% 〉 호중구 80% 증가 림프 20%, 7일 만에 전투 끝 활성산소
좋은 것 〉 간에서 sod 방출 〉활성산소 물로 환원, 활성산소가 너무 많으면
콜라겐 혈관 흉터(좁아짐) = 고혈압 〉 심부전 〉 부정맥 〉 심장마비 〉 심근
경색, 백혈구 무균실 면역력 0
요실금 부교감 너무 활성화, 참아야 됨 교감, 교감 긴장 〉 부교감 이완
시각〉뇌〉심장〉아드레날린〉간(글리코겐≫포도당)〉심장〉세포〉근육
간을 먼저 살려야 함)해독, 면역학 생리학 철학 신학 전문, 면역력을 키워야 항암
쥐 실험 〉 설탕+싸이클로스포린(면역억제제), 쥐의 유전자가 기록으로 남김
무기력증〉암〉 여자 30초반, 딸2 키우는 엄마 유전자가 기록으로 남김(5째딸
태어나면서 구박 당해)모든 것은 유전자로 기록에 남는다. 화+화 = 염증
스트레스, 항암제, 방사선, 고주파 〉 火 〉 면역력 바닥 〉 항암
염증 체크기 〉 염증 치료 처방을 해야 함. 여기 시스템은 염증 제거에 최적
화세포1개 23쌍 책이다.
스트레스 〉 교감 〉 아드레 〉 긴장, 수축 〉 저림 〉 순환장애 〉 화 〉
호증구 증가 〉 저산소 흐려 〉 저기압 〉 산소 부족

[성모꽃마을 5박 6일 치유교육 후기] - 4일차: 23.11.23

[미사]

오소서 성령님! 靈과 肉이 하나되게 하소서(어제 음악회 최고: 밴드 신부 3인조) 반전(反轉)의 하느님이니까 고통과 불행을 인내심 갖고 견디다 보면 福이 온다. 針 개선효과(3일 후) 통증 70%, 소화불량 100%, 손발저림 80%, 어깨 통증 100%, 울렁거림 80%, 쥐나는 것 100%, 1통처;2통처)3통처 통증이 돌아다님 하느님이 신부님의 손을 통해 치유시킨다. 마귀 = 음란/쾌락/부끄러움 (선악과), 교만, 불순종의 죄

인간은 고작 IQ100 찌질이(하느님 앞에 도토리 키 재기)〉 어린이 마음, 순수한 맘 으로 순종하면 반전이 일어난다. 영원한 불행은 없다/ 말씀이 사람이 되셨다.

완전한 기도 = 하느님 뜻대로 하소서(진인사대천명)

1차 = 4천 년간 예언자/ 성부 성자 예수님 온다. 의식 = 염소 2마리 죽여 피를 뿌림

2차 = 성모마리아(무죄), 동정녀 &요셉(가브리엘 천사 성령으로 잉태)

예수님 3년 기다려 3년 메시아로 활동, 인간은 죄를 대신(피)

병 = 하느님과 사랑의 단절, 하느님과 관계 호복 = 치유, 사는 게 축복, 은총 이 되도록 사랑합니다/ 감사합니다〉 靈이 하느님 사랑으로 가득 채움

각탕기 = 백혈구에 좋음, 온열 의자 = 독소 배출, 그리나이드 = 세균 먹이

산삼수 = 염증, 산삼단 = 기, 유방암 실리콘 녹아내림 현상 치료 / 밀착이 안 됨 = 게르마늄 볼 이용

[강의] 기(氣)

산소↓ > 통증↑, 인체의 구성 = 유전자 30% + 물 70% + 기 생체 에너지 글자(말)에 반응한다. 말만 잘하면 치유된다.

기는 존재(생기, 용기, 살기, 양기, 혈기, 용기, 죽기 살기...)

기가 먼저 통하고 피가 통한다, 간 경락 = 무릎 > 생식기 > 장 >〉머리 가운 데 양의보다 한의가 더욱 과학적이다.

사암침법 = 경락의 발견 > 림프관내 경락 존재(양의에서도 경락 실체가 드러남)

즉 혈관>림프관>경락, 물리학측면 = 분자>원자>전자>양성자>중성자>쿼트

내 몸 기 충전에 도움이 됨〉 파동에너지 = 맥반석, 수정옥, 게르마늄 등

기 치료 종류: 눈(색채), 귀(음향), 코(아로마), 입(산삼물), 피부(제2의 뇌)

아기 안고 젖을 준다 = 파동 치료, 우주에 충단한 에너지 = 기

양자역학 = 파동에너지, 마음의 변화〉 육체는 따라온다.

[성모꽃마을 5박 6일 치유교육 후기] – 4일차 : 23.11.23.

기는 생각하는 순간에 연결(우주에 파동이 가득) 생각 = 氣 = 파동

[체험담]

강★★, 사랑합니다 감사합니다!!
신부님 말대로 하면 된다, 17년 6월 위 1/3 절제 죽1년 넘게 먹어 > 우울증 심해, 암 걸리니까 살려 주면 잘 살겠다, 회복되니 우울증 다시 재발 > 죽자/부정/원망/저주하는 말 많이 함. 우울증 너무 심해 > 교육받을 때 효과 있어 나중에 꽃마을 다시 와, 저혈당 자주 와 > 어느 날 화장실에서 기절, 원인을 못 찾아(여러 군데 병원 찾아) 양방 포기 > 옥상으로 올라가 자살을 기도. 이때 꽃마을에 다시 들어와 > 8개월 장기 생활하면서 완전 회복됨. 오늘 하루가 마지막인 것처럼 살아가기

송★★, 2020년 30년 차 회사 재직 중 종합검진, 폐 검사/CT, 폐암1기 진단 5개 덩어리, 우하엽 림프절 근접, 수술 3일후 퇴원, 10일 지나 진통이 너무 심해, 8키로 체중 저하, 잔기침 > 기침이 너무 심해, 갈비뼈 등등 통증 심해 > 응급실 물이 참) 물을 뺌, 여러 가지 두려움. 병원에서 안 알려 줌. 성모꽃마을 쉼터에 입소 게르마늄 70개 부착 후 사암침 시술한 후 답답함 없고 통증 완화, 기침 사그라져 > 호흡이 편해짐, 하느님과 진솔한 대화, 숙면을 취함. 여기서 내 목숨 살겠구나 느낌, 머뭄터에 들어가 면담을 함 > 직장 퇴직하는 게 좋겠다, 퇴사 > 3~4일 지나면서 나아짐/어깨 통증 완화. 점점 좋아짐. 코로나로 1년 집에서 지내고 상태가 안 좋아져 > 다시 꽃마을로 입소. 수술 후 4년째 유지 잘 되고 있음. 하느님께 순명해서 잘 됨

이★★, 2008년 8월 유방암(양쪽 전절제) > 폐 전이 가능성 말해, 바람처럼 사라지고 싶다. 꽃마을 와서 옆에서 웃고 있어 나는 슬퍼. 내가 불쌍해 > 이제 용감하게, 쉼터에 오면 면담 – 암을 없애 달라 요청, 몸부터 관리를 해야, 마음이 뭉쳐 > 하느님과 대화(발버둥 치면서 ~~ 울어, 소리를 질러) 항암하면서 나 자신과 화해 시간을 가져, 마음을 여는 게 치유의 시작, 양쪽 유방 절제 후 엉거주춤 살아, 팔이 안 올라가 > 게르마늄 볼 바로 해결됨. 림프, 만사 해결되고 있음. 아들이 신부님이 마술사냐, 아들 & 남편도 병원 4기 암 환자 3주 1회 항암, 4년 9개월 68번 항암으로 종료~~ 꽃마을 해피 바이러스. 하느님께 감사드립니다.

[성모꽃마을 5박 6일 치유교육 후기] - 5일차: 23.11.24.

[미사] ✚ 오소서 성령님! 영과 육이 하나 되게 하소서

고기(高氣? 식용하는 온갖 동물의 살) 힘↑ 닭고기 오리고기 ok

김의신 박사 = 세계적 암 전문의(현재 텍사스 대학교 MD 앤더슨 암센터의 연구원) = 고기 먹고 무병

강조, 보신탕 > 흡수가 잘 돼 > 사람과 단백질 유사 > 예후가 좋음 > 체하지 않음

진땀 > 오한 > 간이 안 좋고 세포벽이 튼튼하지 못해 생김

성모 꽃마을 시스템에 따라가면 모두 호전 효과가 큼

암을 예방, 치유하는 것은 면역력 강화가 중요

1차 성부 > 천사 > 아담과 하와 > 예수님 > 겸손

2차 성모 > 순결, 3차 성자 > 예수님 탄생 > 십자가 구원, 예수님과 성모님의 구원

마귀 유혹 물리침 = 성령의 하느님, 마귀를 쫓아주소서

마귀 = 개차반('개가 먹는 음식인 똥'이라는 뜻으로, 언행이 몹시 더럽거나 엉망인 사람, 물건 등을 속되게 이르는 말이다) 정신적 고통이 육체적 아픔보다 더욱 큼) 암 환자 원인 70% 정신 = 마음 + 30% 육체

[강의]

핵심적인 것 체계적인 원칙, 원리만 알고 집에 가서 실천하면 됨

어성초: 끓는 물에 적당히 넣어서 3분 색깔이 적당히 우러나면 됨

원적외선과 음이온이 미치는 영향, 파동에너지 = 기 < 원적외선

원적외선 눈에 보이지 않는 파동에너지. 붉은 색 멀리 vs 가시광선(7색깔)

크리스탈 여러 개 땡 > 공명 현상 같은 재질 분자 > 원자 공진 운동 > 세포활성화

인체 파동 에너지와 게르마늄 에너지와 같음 > 웅 ~~ 떨면서 치료 음이온 발생

원적외선 효과(= 온열/ 정상, 혈류량 증가, 자율신경계 균형 촉진, 뇌파의 안정)

음이온 산림 속 풍부함

적혈구 혈전을 막으려면 음 전자를 공급(게르마늄), 피가 떨어져야 함

피떡이 되면 저항성 생김. 혈전을 녹이려면 음이온 공급

산소가 들어가면 세포 구멍이 좁아짐, 탄력이 없어짐

박 신부 암 관련 양한방 35년 공부. 산소 공급이 잘 안 됨=쓸개 문제 > 쥐가 남

알칼리성으로 심장 튼튼하게, 칼슘 증가, 체력 증강, 통증 완화

[성모꽃마을 5박 6일 치유교육 후기] – 6일차: 23.11.25.

[미사] 하찮은 것에 감사하며 즐거워하자(하잠잘, 하밥잘, 하똥잘)
긴 병에 효자 없다 – 서로 부부간의 情을 회복하고 돈독히 하자

[강의] 퇴소 후에도 여러 가지 배운 것을 실행하는 것이 중요하며 필수적

[정신적 치료]
70% 차지(육체 30%), 자신감은 암에 대한 공포, 스트레스 해소
스트레스: 교감신경 자극 > 아드레날린 분비 > 백혈구의 호중구 자극 > 활성산소 증가 및 유전자 파괴 진행 가속

[육체적 치료]
충분한 에너지 섭취(남 2,000~2,400), 식이요법 필수(양질의 단백질 및 열량 필요) 암 환자가 체력과 진액이 빨리 고갈되는 이유: 암 암액질로 암세포에서 분비되는 사이토카인으로 신진대사 빨라지고 에너지 소모가 많아짐 > 체중 감소, 근육 감소 > 간에 지방축적(지방간), 만성적인 염증 상태(= 대사붕괴, 에너지 상실 상태) > 암 환자는 염증 치료가 우선되어야 함
암은 산소가 부족한 세포에서 발생한다(1931년 오토바르부스크), 저산소 상태가 되면 암세포 증식, 발암성 젖산 발생, 저산소 상태 파괴가 중요(소청수 역할), 미네랄 결핍 위험(심장마비 등 문제 발생), 세포분열에 필요한 핵산을 충분히 공급, 젖산 형성이 쉬운 운동(마라톤, 헬스 등 고강도 운동)

[암에 걸리는 근본 원인]
산소가 부족, 몸에 냉기, 활성산소, 독소(나쁜 것들: 방사선, 항암제, 기타 약물, 농약 오염 농산물, 첨가물이 많은 가공식품, 합성세제, 미세먼지 등) > 면역력 떨어짐(온도, 감정의 변화) > 암은 결국 혈액 순환병의 마지막 단계

[자연 치유력 향상 방안]
식이요법(비빔밥 + 된장, 청국장), 육류(기름기 제거 수육), 고단백/고영양, 생선회, 상식선(인스턴트), 당기는 것, 각탕(족욕) > 암이 싫어하는 산소와 열 공급, 41.8도에서 암 소멸, 두한족열 간장/신장/췌장 혈 자극 > 고혈압, 당뇨, 저혈압 개선 독소 제거

[백혈구]
공격 명령vs 중지 명령(H-T Cell vs S-T Cell), K-T Cell 분별 능력, B-Cell 10억 개, NK세포는 독자적 면역 역할, 호산구 = 기생충 박멸, 호중구= 육군), 혈액 따뜻하게 명상음악(뇌파 > 알파파), 좋아하는 노래/웃기, 간 회복, 운동, 기, 유연체조, 어성초, stress방지, 성령님 사랑합니다 > 감사합니다.

4) 건강 대학에 다닌다는 생각으로 병원에 대한 부정적 인식을 버려라

- "병원을 두려워하지 말고, 대학이라 생각하자. 여긴 나를 다시 배우는 곳, 나를 다시 태어나게 하는 교실이다."

▶ **병원은 절망의 공간이 아니라, 배움의 공간이었다**

암 환자들에게 병원은 흔히 공포, 불안, 절망의 공간으로 다가온다. 검사, 항암, 수술, 방사선… 그 어느 것 하나도 반갑지 않은 단어다. 나 역시 처음엔 그랬다. 대기실에 앉아 있는 시간마다 심장이 두근거리고, 진료실 문이 열릴 때마다 판결을 받는 피고인의 마음이었다.

하지만 시간이 지날수록 나는 생각을 바꾸기 시작했다. "여긴 나를 살리기 위한 교실이다. 나는 지금 '건강 대학'에 다니고 있다." 병원은 단순히 병을 고치는 곳이 아니라, 내 몸과 삶을 회복하는 법을 배우는 학교였다. 진료는 수업이고, 검사 결과는 성적표이며, 주치의는 나를 돕는 지도교수였다.

▶ **'건강 대학'에서 배운 것들**

4년 넘는 치료 기간 동안 나는 학생처럼 배우고, 실습하고, 복습하고, 시험을 치렀다.

배움 영역	내용
해부생리학	췌장, 간, 혈관, 면역계의 구조와 기능을 이해하게 됨
약리학	항암제의 종류, 부작용, 작용 원리까지 공부함
영양학	어떤 음식이 몸을 살리고 망치는지를 체득
운동처방학	체력 유지와 근육 회복을 위한 맞춤 운동 방법 습득
심리학	스트레스가 병을 키우고, 웃음이 치유를 촉진
스스로 치유법	수면, 명상, 감사 일기, 자연 치유의 힘을 체험함

나는 하루하루를 교과서 없이 공부하고, 진료실에 들어갈 때마다 피드백을 받는 마음으로 임했다.

🎉🎉🎉 기적과 시련이 교차했던 치료 여정

2022년 11월, 간절한 마음으로 받았던 CT/PET-CT 검사에서 췌장암이 흔적도 없이 사라지는 기적 같은 결과가 나왔다.

"주님, 감사합니다!
새로운 삶의 기회를 주신 은혜에 깊이 감사드리며,
이제는 나 아닌 다른 누군가의 생명을 돕는 삶을 살겠습니다."

하지만 그 기쁨도 잠시, 곧이어 간에 전이된 암이 발견되었다. 나는 제2라운드 항암 투병을 시작했고, 결국 총 77회의 항암 치료와 금침 삽입 방사선 치료를 거쳐 2023년 10월, 마침내 간암까지 정리되었다. 그리고 그날부터 '치료 중단'이라는 새로운 출발선에 섰다.

▶ 매 진료는 시험 성적표를 받아드는 순간처럼

2024년 4월 20일.
항암 중단 6개월 후 3차 CT 결과를 확인하는 날이었다. 그 전날부터 잠을 설치고, 마치 입시 결과를 기다리듯 초조했다. 혈액 검사 결과를 스마트폰 앱으로 먼저 확인했다.

검사 항목 및 수치	참고치	해석
CA19-9, 28.2	≤ 35	정상 유지
CEA, 2.85	≤ 5	비교적 안정적
백혈구 수치, 7,530	4,000~10,000	면역력 양호
공복 혈당 125	70~110	약간 높지만 양호

이제 남은 건 CT 결과.

판결을 기다리는 피고처럼, 진료실 밖에서 이름을 기다렸다. 의사 선생님의 한마디가 나의 운명을 바꿀 수 있었기 때문이다.

"괜찮은데요, 깨끗해요. 두 달 후에 봅시다."

그 한마디에 속으로 '앗싸!'를 외치고, 겉으론 태연한 척 고개를 숙여 감사 인사를 드리고 나왔다. 이것이 바로 내 건강 대학의 시험 통과 순간이었다.

▶ 건강대학, 나는 아직 재학 중이다

나는 아직 졸업하지 않았다. 2025년 11월, 투병 5년째 되는 그날, '완치'라는 졸업장을 받아들 수 있기를 간절히 바라고 있다. 하지만 지금도 매일 치료 일기를 쓰고 식사와 운동 루틴을 기록하며 병원에서 받은 피드백을 되새기며 '공부하는 자세'로 살아간다.

"건강을 배우고, 생명을 경청하고, 삶을 다시 설계하는 인생의 대학 과정 중에 있는 셈이다."

▶ 의사 진료 시 꼭 챙겨야 할 3가지 질문법

병원을 '건강 대학'이라 생각한다면, 의사와의 진료는 강의 시간이자 피드백 시간이다. 단순히 듣고만 오지 말고, 질문하고 확인하고 요약하는 태도가 중요하다.

■ **진료실에서 꼭 챙겨야 할 질문 3가지**
① 검사 결과 정확하게 확인하기
   - 수치 변화, 그래프 추세, 이전 검사 대비 비교
② 결과의 의미 파악하기
   - 악화됐다면 왜? 좋아졌다면 어떤 요인 때문인지?
③ 다음 진료까지 유의 사항 확인하기
   - 식사, 운동, 약 복용, 수면 등 실천 사항 구체적으로 질문
   - 필요하면 미리 메모하고, 녹음하거나 가족과 동행

▶ **마무리 메시지 - 병원을 두려워 말고, 배우는 학교로 삼자**

병원에 대한 두려움을 버리는 순간, 병원은 더 이상 '고통의 공간'이 아니라 나를 살리는 회복의 교실이 된다. 나는 지금 '건강 대학 4학년' 수료 중이다. 매일 공부하고, 시험 보고, 실습하며 인생에서 가장 중요한 자격증, '다시 태어난 삶'을 위해 오늘도 수업을 듣는다.

"몸이 아픈 건 운명일 수 있다. 그러나 몸을 다시 회복시키는 건 나의 의지와 배움의 힘이다."

5. 좋은 관계(Good Relationship: GR)
   - 혼자서는 치유할 수 없고, 함께여야 회복된다

❖ **성공적인 회복, 그리고 9988 인생을 위한 제5의 원칙**

성공적인 암 치유, 그리고 99세까지 팔팔하게(9988) 살아가기 위해 반드시 갖추어야 할 6G 건강 원칙 중 다섯 번째는 '좋은 관계(Good Relationship, 이하 GR)'다.

GR은 단순히 '좋은 사람들과 지내자'는 수준이 아니다.

GR은 내 삶을 지탱하는 정서적 면역력이며, 외로움이라는 보이지 않는 병을 막아주는 백신이다. 특히 암과 같은 중증 질환을 이겨내는 여정 속에서 사람과 사람 사이의 진심 어린 관계는 약보다 강하고, 수술보다 위대한 치료였다.

❖ 함께 걷는 사람, 그것이 가장 강력한 치료제

"빨리 가려면 혼자 가고, 멀리 가려면 함께 가라."

익히 알려진 이 아프리카 속담은 단지 지혜로운 격언이 아니다. 나의 투병 과정에서 실감했던 살아 있는 진실이었다. 투병 중 가장 힘들었던 순간들, 항암 부작용으로 쓰러져 있을 때, 검사 결과 앞에서 불안에 휩싸였을 때, 다시 일어날 수 있을까 두려웠을 때, 그 순간 내 손을 잡아 준 사람들, 내 이야기를 끝까지 들어 준 사람들, 내 이름을 부르며 기도해 준 사람들이 있었기에 나는 버틸 수 있었다.

❖ GR은 단지 '관계'가 아닌, 회복을 위한 '에너지 네트워크'

'좋은 관계'란 어떤 사람들과 함께 살아가느냐의 문제가 아니라, 그들과 어떤 감정으로 연결되어 있느냐의 문제이다. GR은 혈연이나 지연, 학연이 아니라, '공감, 신뢰, 응원, 기도'로 연결된 치유 공동체를 의미한다.

특히 환우들 사이에서 느끼는 동병상련의 감정은 그 무엇보다 깊고 진한 연대감을 만든다. 같은 병을 겪어 본 사람만이 아는 고통, 그 고통 속에서 건네는 눈빛 하나, 고개 끄덕임 하나, 그것이 살고자 하는 용기를 되살리는 불씨가 된다.

❖ GR의 정의 – 인간은 결코 혼자 살 수 없는 존재

나는 GR을 이렇게 정의하고 싶다.

"GR은 '인간은 사회적 동물'이라는 명제에서 출발하여, 특히 투병이라는 극한의 상황에서 자신과의 싸움을 이겨 내도록 돕는 정서적 에너지이며, 삶의 질을 높이고 건강 수명을 연장시키는 가장 인간적인 치유 방식이다."

즉 GR은 내 몸을 고치는 기술이 아니라 내 마음을 버티게 해 주는 온기이며, 삶을 계속 이어가게 만드는 사랑의 에너지이다.

❖ 함께여야 회복된다. 이것이 GR이 내게 가르쳐준 진실이다

병은 나 혼자 걸리지만, 회복은 혼자 할 수 없다. 기적은 의사가 만드는 것이 아니라 나를 지지하고 믿어 준 사람들과 함께 만들어가는 '함께의 결과물'이었다.

그래서 나는 오늘도 감사한다. 함께 산책해 준 아내에게, 매주 안부를 전해 준 친구에게, 낯선 병실에서 다정히 말을 건네 준 옆자리 환자에게. 그들의 존재 자체가 내게는 '치료제'였다.

좋은 관계(GR)는 곧 좋은 에너지(Good Energy)이다.

사람과 사람 사이, 진심 어린 관계가 맺어지는 그 순간부터 치유는 이미 시작되고 있다.

1) 빨리 가려면 혼자 가고 멀리 가려면 같이 가라

- "회복은 혼자서 이뤄 내는 일이 아니다. 좋은 관계 속에서 희망은 커지고, 치유는 시작된다."

▶ GR의 중요성 - 함께 있어야 멀리 간다

6G 가운데 다섯 번째이자 삶의 품격과 회복의 지속력을 좌우하는 요소는 바로 좋은 관계(Good Relationship, 이하 GR)이다.

"빨리 가려면 혼자 가고 멀리 가려면 함께 가라." 이 아프리카 속담은 GR의 본질을 정확히 짚어 준다. 특히 암 환자에게 있어 GR은 면역력보다 더 강한 회복의 동력이다.

동병상련의 사람들과 나누는 공감, 가족과 친구의 기도와 지지, 의사와 간호사, 상담자와의 신뢰는 그 어떤 약보다 더 큰 위안과 힘이 되어 준다.

▶ 회복을 가능하게 한 사람들 - 내 인생의 페이스메이커들

2020년 11월.

나는 췌장암 3기 진단을 받고 암이라는 인생의 깊은 골짜기로 들어섰다. 하지만 그 길을 혼자 걷지 않았다. 아내와 아들, 7남매와 친척들이 기도와 물심양면의 사랑으로 나를 감싸 주었다. 친구들은 말없이, 그리고 끊임없이 내 곁을 지켰다.

특히 매주 토요일, 친구들과 함께한 등산 모임 '천우회(天友會)'는 단순한 운동을 넘어서 삶을 회복하는 의식(ritual)이 되었다.

그 시간 동안 나는 체력을 유지했고, 면역력뿐 아니라 살고자 하는 의지도 되살아났다.

천우회 멤버들인 각환, 승권형과 희용, 영춘, 도영 친구와 돈독회 친구들인 수관, 규현의 고마움은 영원히 잊지 못할 것이다.

입원 중 사경을 헤맬 때도 친구 원길은 단숨에 달려와 주었고, 친구 인상은 절에서 올린 기도문과 손 편지로 나를 울게 했다. 심지어 친구 원배는 "너를 위해 기도하고 싶다"는 이유로 성당에서 교리를 받고 '사도 요한'이라는 내 세례명과 같은 이름으로 세례를 받았다.

이들이 없었다면 나는 지금의 회복을 이루지 못했을 것이다. GR은 생명을 지탱하는 에너지, 존재의 기반이었다.

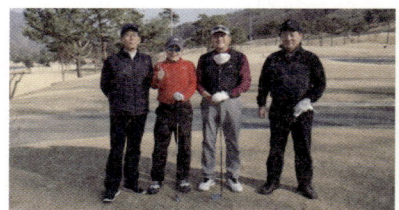 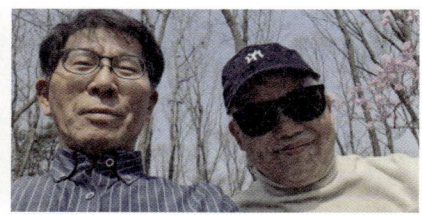

[그림. 나를 위해 기도하겠다고 성당에서 세례받은 친구 원배]

▶ 좋은 관계란 무엇인가?

좋은 관계란 단순히 오래 알고 지낸 사이가 아니다. 기쁨과 슬픔을 함께 나누고 서로에게 정서적·영적 지지가 되는 관계다. GR은 다음과 같은 특징을 갖는다.

나를 위해 기도해 주고, 내가 그들을 위해 기도하고 싶은 사람들
맛있는 음식을 나누고, 산책과 산행을 함께하는 사람들
삶의 경험을 공유하며, 때로는 조용히 옆에서 함께 있어 주는 사람들
건강 정보를 주고받으며 서로를 챙겨 주는 사람들
내가 나다울 수 있게 해 주는 '안전한 울타리' 같은 사람들

이들은 내게 '의미 있는 타인'이자, 내가 회복한 삶을 함께 축복할 수 있는 '인생 동반자'다.

▶ 현대 사회에서 GR의 가치 - 웰에이징의 열쇠

1960년대 초, 한국 남성의 평균수명은 51세, 여성은 54세였다. 2024년 기준으로는 남성 86.3세, 여성 90.7세에 이르렀다. 우리는 30년 이상 더 사는 시대를 살고 있다. 그리고 이 '긴 삶'을 건강하게 살아 내려면 의료 기술만으로는 부족하다. 인간관계, 즉 GR이 필수다.

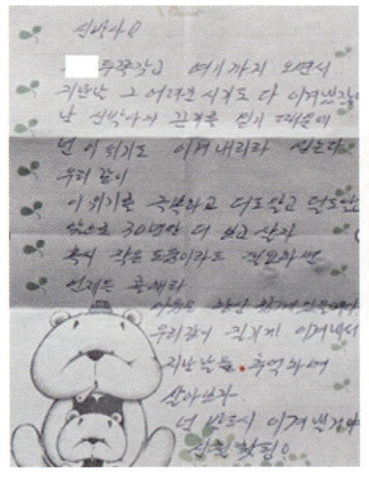 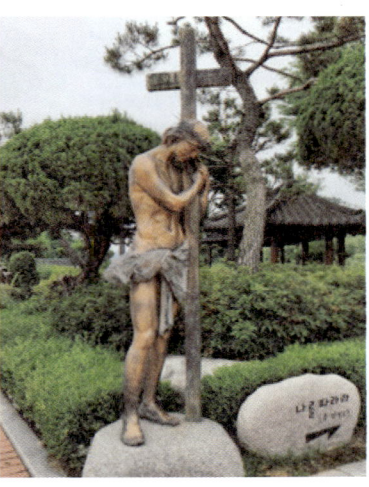

[그림. 구구절절 죽마고우 손 편지, 수도권 성지순례/절두산]

▶ GR이 필요한 이유

신체 건강: 정기적인 대면 교류는 스트레스 호르몬(코르티솔) 감소와 혈압 안정에 기여

정신 건강: 감정 공유는 우울, 불안, 외로움을 완화시키며 치매 위험을 낮춤

삶의 질: 누군가와의 연결감은 삶의 의미와 만족도를 극대화함

▶ 치매 예방에도 '사람'이 약이다

WHO 및 치매 관련 연구에서 치매 예방의 3대 요소는 사회 활동, 신체 활동, 인지 활동이다.

- 사회 활동(GR): 대화, 만남, 교류, 정서 교감
- 신체 활동(GE): 걷기, 산책, 등산, 스트레칭
- 인지 활동(GH): 독서, 글쓰기, 새로운 기술 습득

GR은 이 가운데 가장 기본이자, 나머지 두 요소를 가능하게 하는 토대다. 외출하고 싶게 만드는 이유, 운동하러 나가게 만드는 동기, 무언가를 배워 보고 싶게 만드는 자극은 모두 사람과의 관계에서 비롯된다.

▶ 언택트 시대, 디지털만으론 안 된다

코로나 이후 우리는 '비대면'에 익숙해졌지만, 그 익숙함이 곧 '단절'과 '고립'으로 이어지고 있다. 메시지는 보내지만 마음을 나누지 못하고, 화면은 마주하지만 표정과 냄새, 감정은 잃어버리고 있다.

GR은 감각적 교감이 전제되어야 한다. 표정, 목소리 톤, 손길, 함께 걷는 리듬, 맛있는 음식을 함께 먹는 순간이 우리를 '살아 있는 사람'으로 느끼게 한다. 관계는 인간의 뿌리이자 치유의 토양이다.

▶ 실천을 위한 GR 루틴 제안

한 달에 한 번, 꼭 얼굴 보는 친구 만들기
가족과 주 1회 전화 통화 또는 영상 통화 실천하기
운동이나 산책을 함께할 '건강 동반자' 만들기
공감 일기 쓰기 – 고마웠던 사람, 응원하고 싶은 사람 1명씩 적기

감정이 올라올 때는 참지 말고 털어놓을 사람 정해 두기
카톡보다 손 편지, 영상보다 실물 만남을 더 많이 시도하기

▶ 마무리 메시지 - GR은 선택이 아니라 생존 조건이다

"아무리 좋은 음식을 먹고, 좋은 운동, 치료를 해도 좋은 관계가 없다면 생명은 깊이 뿌리내릴 수 없다." 내가 살아난 건 좋은 의사와 병원, 좋은 음식 덕분만은 아니다. 내 곁에 있어 준 '좋은 사람들'이 있었기에 그 모든 치료가 효과를 낼 수 있었던 것이다.

GR은 삶의 가치를 높이고 노화 속도를 늦추며 암이라는 깊은 어둠을 밝히는 따뜻한 불빛이다. 그러니 당신도 누군가의 GR이 되어 주고 또한 GR을 곁에 두는 삶을 살기 바란다.

2) 120세 장수 시대, 축복인가 재앙인가

- "오래 사는 게 복일까, 고통일까? 그 해답은 우리가 어떻게 살 것인가에 달려 있다."

▶ 120세 장수 시대는 더 이상 미래가 아니다

한때 '100세 인생'이라는 말은 낯선 희망이었지만, 지금은 120세 장수 시대가 현실로 다가오고 있다. 의료 기술, 생명 과학, 공공 위생의 발전은 단순히 생명을 연장하는 수준을 넘어 '오래 사는 것이 일상인 시대'를 만들었다.

그러나 많은 사람들이 속으로 묻는다. "정말 오래 사는 것이 축복이기만 할까?" 장수는 분명 인류의 위대한 성취다. 하지만 준비 없는 장수는 긴 생존이 곧 긴 고통이 되는 역설을 만들어 낸다.

■ **장수의 긍정적 측면 – 새로운 인생의 기회**

장수는 단지 더 오래 사는 것이 아니라 더 많은 것을 경험하고 더 많은 사랑을 나누며 더 많은 의미를 남길 수 있는 기회다.

■ **장수가 주는 축복**

① **가족과 더 오래 함께할 수 있음**
 – 손주와 놀고 자녀의 성장 과정을 끝까지 지켜볼 수 있는 삶

② **제2의 인생을 설계할 수 있음**
 – 은퇴 이후에도 봉사, 학습, 창업, 예술 등 새로운 도전을 시도할 수 있음

③ **사회적 지혜 자산으로 기능** – 멘토링, 후배 양성, 세대 간 조화에 기여

④ **삶의 의미를 더 깊이 탐색할 기회**
 – 신앙, 철학, 인간관계 등 내면의 성장을 이룰 수 있는 시간

☞ 일본에서는 '고령 멘토 프로그램'으로, 70세 이상 노인이 20~30대 청년의 정신적 조언자가 되어 청년의 이직률과 우울증을 낮춘 사례도 있다.

▶ **장수의 부정적 측면 – 준비 없는 삶의 연장**

반면, 장수는 철저한 준비가 없을 경우 '고통의 연장'이 될 수 있다.

■ **장수가 재앙이 될 수 있는 현실**

① **경제적 부담**
 – 의료비, 생활비, 주거비가 고령층 삶을 압박
 – 특히 저소득 노인의 빈곤율이 증가하고 있음

② **의료 체계 부담**
 – 만성질환 관리 비용, 장기요양 서비스 수요 급증

③ **사회적 고립과 외로움** – 독거노인 증가, 우울증, 고독사 문제
④ **노동력 고령화와 세대 갈등**
 – 청년층 일자리 잠식 우려, 세대 간 복지 분담 갈등
⑤ **삶의 질 저하** – 신체 기능 저하, 정신 건강 악화, 자기 관리 한계

☞ 일본에서는 90세 이상 고령자의 40% 이상이 '혼자 식사', 30% 이상이 '정서적 외로움'을 호소하고 있다.

▶ **축복으로 만들기 위한 3대 과제**
① **개인 차원의 준비**
 건강 관리: 균형 잡힌 식습관, 운동, 수면, 스트레스 관리
 경제 설계: 노후 생활비, 의료비, 장례비 등 장기 자금 계획
 정서적 기반: 친구, 가족, 지역 커뮤니티와의 지속적 관계 유지
 지속적 학습과 성장: 뇌 건강과 정체감 유지를 위한 활동 필요
② **사회 시스템의 전환**
 연금과 의료제도 개혁: 장기 생존에 맞춘 안정성과 지속 가능성 확보
 유연한 노동 시장: 정년 연장 + 탄력 근로 도입으로 고령자 일자리 확대
 복지 인프라 강화: 요양, 재활, 심리 상담, 자조 모임 등 노인 돌봄 정책 확대
③ **기술의 통합적 활용**
 스마트 헬스케어 시스템: 원격 진료, 생체 정보 모니터링, AI 기반 건강 상담
 고령자 맞춤 IT 교육 및 디지털 소외 해소: 스마트폰 사용법, 온라인 은행·병원 이용법 교육 등
 사회적 로봇, AI 돌봄 서비스: 대화, 감정 케어, 간단한 심부름을 통해 고독과 불안 감소

▶ **마무리 메시지 – 장수는 '시간'이 아니라 '삶의 질'이다**

"오래 사는 것이 중요한 것이 아니라 어떻게 오래 사느냐가 더 중요하다." 장수 시대를 축복으로 만들기 위해 우리는 두 가지 질문을 던져야 한다.

나는 지금 건강하게 오래 살 준비가 되어 있는가?

우리 사회는 모든 사람이 오래 살아도 품격 있게 살 수 있도록 준비되어 있는가?

이 질문에 '예'라고 대답할 수 있도록 우리는 지금부터 하루하루를 더 건강하게, 더 의미 있게 살아야 한다.

- ⊙ 개인은 6G 원칙(좋은 마음, 음식, 운동, 치료, 관계, 습관)을 실천하고,
- ⊙ 사회는 제도와 기술로 뒷받침하며,
- ⊙ 기업은 노동환경과 복지에서 장년 친화적 문화를 만들어야 한다.

그렇게 준비된 장수는 더 이상 '재앙'이 아닌 감사와 축복의 시간이 될 수 있다.

3) 돈은 숨기고 병은 소문내라 – 암밍아웃의 지혜

- "돈은 감추고 병은 알리자. 숨길수록 무거워지고 나눌수록 가벼워진다."

■ **왜 돈은 숨기고, 병은 알리라는가**

"돈은 숨기고 병은 소문내라." 짧지만 강력한 이 말에는 인생을 관통하는 지혜가 담겨 있다. 돈은 드러내면 시기를 불러오고 표적이 될 수 있다. 병은 감추면 고립되고 회복의 기회를 놓칠 수 있다.

사람들은 흔히 돈 이야기는 잘하면서 정작 자신의 건강 상태에 대해서

는 입을 꾹 다문다. 그러나 암과 같은 중병을 겪고 나면 깨닫게 된다.
"병은 혼자서 싸워서는 안 된다. 함께 나누고 함께 버텨야만 이겨 낼 수 있다."

▶ 왜 돈은 숨겨야 하는가

돈은 사회적 신뢰의 도구이지만, 동시에 불필요한 기대, 시기, 질투, 위험을 초래할 수 있다.

- ▶ 자산을 과시하거나, 과도한 기부, 후원, 사적 지출이 알려지면 타인의 감정적 부담이나 악의적 접근을 불러올 수 있다.
- ▶ "있다"는 걸 아는 순간 사람들의 시선은 달라진다. 부탁이 늘고 오해가 쌓이며 관계가 불균형해진다. 그래서 진짜 부자는 조용하다. 돈은 조용히 관리하고 병은 용기 내어 공유하자.

▶ 병은 왜 소문내야 하는가

병을 숨긴다고 병이 사라지는 건 아니다. 오히려 몸보다 마음이 먼저 병들기 쉽다.

■ 병을 알리는 것이 주는 이점

- ·심리적 해방감: 숨기고 있다는 죄책감과 불안을 덜 수 있음
- ·정서적 지지 확보: 가족과 친구들의 응원, 기도, 관심
- ·정보 공유 기회: 같은 질병을 겪은 사람들의 조언, 병원 추천, 치료법 공유
- ·실질적 도움: 병원 동행, 식사 준비, 간병, 서류 처리 등 생활적 지원 가능

▶ 나의 암밍아웃 이야기 – 나누자 회복이 시작됐다

나 역시 처음엔 망설였다. "내가 암이라고 말하면 사람들이 피하지 않을까?"

"비즈니스에 불이익이 생기진 않을까?"

"가족에게 부담을 주는 건 아닐까?"

하지만 항암 부작용이 심해지고 몸이 마음처럼 따라주지 않자, 나는 더 이상 혼자 버틸 수 없다는 걸 인정해야 했다. 그래서 가장 가까운 사람들에게 **"나 사실 췌장암이야"** 라고 털어놨다. 그 순간부터 회복이 시작되었다. 가족은 말없이 내 곁을 지켰고, 친구들은 매주 산행으로 나를 이끌었고, 지인들은 경험담과 치료 정보를 보내 주었다.

병은 나를 무너뜨렸지만, 사람들은 나를 다시 세웠다.

▶ '암밍아웃'이란 무엇인가

'암밍아웃'은 '커밍아웃'에서 유래한 신조어로, 암 투병 사실을 주변에 솔직하게 알리는 것을 말한다. 숨길수록 고립되고 나눌수록 연결되고 치유된다.

■ 암밍아웃의 장점 ■

항목	설명
심리적 안정	불안, 분노, 고립감에서 벗어날 수 있음
치료 집중	치료 과정에만 에너지를 집중할 수 있음
네트워크 확장	같은 경험을 공유한 사람들과 연결됨
지원 체계 확보	가족 · 지인 · 직장으로부터의 배려 가능

*** 암밍아웃의 위험성도 이해하자

현실은 때론 냉정하다. 우리 사회에는 여전히 질병에 대한 편견이 존재한다. 암을 이유로 직장 내 배제를 경험할 수도 있고, 보험 가입, 대출, 파트너십 등에서 불이익을 받을 수도 있다.

따라서 암밍아웃은 무작정 공개하기보다는 전략적 접근이 필요하다.

▶ 암밍아웃, 이렇게 준비하자

가장 신뢰하는 사람부터 시작하기: 가족, 절친한 친구, 배우자 등
사실 전달 + 감정 공유: "암이야"라는 말만 하지 말고,
"그래서 지금 이런 감정이야"까지 이야기하자
필요한 도움 구체적으로 요청하기: 병원 동행, 식사 도움, 아이 돌봄, 말벗 등
차후 공개 계획 세우기: 직장, 단체, 온라인 등 순차적 공개 여부 결정
질병 정보 숙지하기: 병의 명칭, 진행 상태, 치료 계획 등 정확한 정보 전달
의료진·상담가와 사전 상담하기: 사회적 대응에 대한 조언 받기

▶ 마무리 메시지 – 병을 숨긴다고 치유되는 건 아니다

"병은 몸에 생겼지만, 회복은 관계 속에서 이루어진다." 암밍아웃은 약한 모습을 드러내는 일이 아니라 강해지기 위한 첫걸음이다. 혼자 버티지 말고 나누자. 공유하자. 요청하자. 당신이 용기 내어 입을 열 때, 그 한마디가 당신의 치유를 부르고 다른 이의 희망이 될 수도 있다.

4) "항상 내가 있어" – 가족과 친구의 존재가 만든 기적

- "가족이 있었기에 무너지지 않았고, 친구가 있었기에 다시 일어설 수 있었다."

▶ 투병 중 가장 큰 힘, 가족과 친구의 존재

항암 치료와 투병의 길은 말로 다 할 수 없는 고통의 연속이었다.
몸은 망가지고, 마음은 지치고, 때로는 희망조차 흔들릴 때가 있었다. 하지만 그 모든 시간을 이겨 낼 수 있었던 결정적 이유, 그건 사랑하는 사람들의 존재였다.

아내의 말 한마디, 아들의 포옹, 친구의 따뜻한 눈빛이 나를 매 순간 다시 일으켜 세웠다.

▶ 아내의 사랑 - "항상 내가 있어"

 가장 가까이에서 나를 돌본 사람, 하루 24시간을 나와 함께 견뎌 준 사람은 바로 아내였다. 병원에 가는 날이면 직접 운전대를 잡고, 대기 시간에는 함께 기도하며 손을 꼭 잡아 주고, 식사를 거를 때면 영양을 고려한 다양한 음식을 손수 만들어 주었다.

 때로는 성당, 때로는 성지순례지로 나 대신 기도를 올리러 다녔다. 그 정성은 말이 아닌 행동으로 전해진 사랑이었다. 아내는 내 곁을 한순간도 떠나지 않았고, 나는 아내 덕분에 '혼자가 아니구나'라는 확신 속에서 치료를 이어갈 수 있었다.

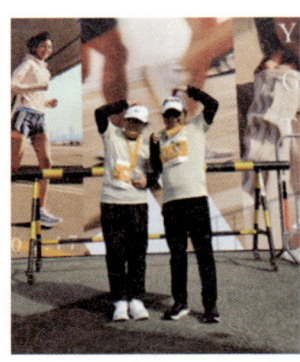 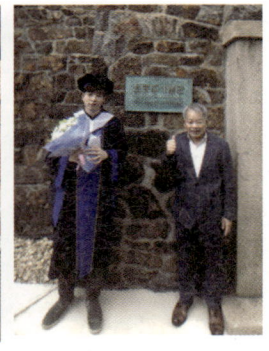

[그림. 24 동아마라톤 10K 완주,
21년 8월 투병 중
아들 석사 졸업 기념]

▶ 아들의 용기 - "아빠, 내가 지켜 줄게"

 평소 말수가 적고 조용한 성격이던 아들이 내게 암 확진 사실을 전해 듣고 한 말이 있다.

"아빠, 내가 지켜 줄게."

그 말과 함께 아들이 나를 안아 주었을 때, 내 안에 무너지던 마음이 눈물과 함께 무너졌다. 대학원 수업과 연구에 바쁘면서도 자주 병문안을 왔고, 손가락 부상에도 불구하고 AI 경진대회 준비를 포기하지 않았고, 결국 그 대회에서 대상을 수상하는 기적을 만들어냈다.

통증을 참고 밤늦게까지 키보드를 두드리던 아들의 모습은 나에게 "그래, 나도 포기하면 안 되지"라는 다짐을 주었다. 아버지와 아들이 서로를 응원하게 된 시간, 그건 단순한 치료를 넘어 관계가 깊어지는 시간이었다.

▶ 친구의 헌신 - "언제든 Call"

대학 동기 원길. 내 인생의 '119 친구'였다. 항암 치료 중 가장 고통스러운 3일째, 부작용으로 정신이 혼미한 순간에도 그는 내 병상 옆에 있었다.

"힘들면 전화해. 언제든 Call."

말은 짧았지만, 그 속에 담긴 진심은 깊었다. 그와의 짧은 대화는 내 통증을 줄여 주었고 그의 미소는 내 희망을 되살려 주었다.

▶ 가까운 관계의 힘 - 감정이 아니라 생존의 조건

가족과 친구들의 응원은 단순한 심리적 위안이 아니라 내 몸과 마음을 살린 실질적인 치유의 에너지였다. 암 투병이 아니더라도 누구든 노화,

질병, 위기를 겪는 순간 내 곁에 있는 사람들, 나와 마음을 나누는 존재가 얼마나 중요한지 깨닫게 된다.

인생의 후반기로 갈수록 관계는 선택이 아닌 필수가 된다.

▶ **삶의 지침이 된 말**

이제 이 말은 내 삶의 철학이 되었다.
재산은 조심히 관리하고,
필요한 곳에 지혜롭게 나누고,
과시는 멀리하라.
병은 숨기지 말고,
용기 있게 나누고,
함께 견뎌라.
가족과 친구는
내 인생의 가장 강력한 백신이자,
영혼을 살리는 치유제였다.

▶ **실천 팁 - 가족·친구와 연결을 강화하는 5가지 방법**
- 일주일에 한 번 감사 메시지 보내기: 문자, 통화, 손 편지 어떤 방식이든 OK
- 함께 식사할 기회 만들기: 간단한 밥 한 끼가 감정을 회복시킨다.
- 기억에 남는 사진과 추억 정리하기: 추억을 나누는 대화는 치유
- 감정 그 자체 숨기지 않기: "고맙다", "힘들다", "같이 있어 줘"를 말하는 용기

· 아프기 전보다 더 자주 표현하기 : 사랑은 표현하지 않으면 소멸된다.

▶ **마무리 메시지 - "누군가 곁에 있다면, 우리는 살아 낼 수 있다"**

암은 고통을 준다. 그러나 사람들은 그 고통을 견딜 힘을 준다.
아내가 있어 감사했고 아들이 있어 버틸 수 있었으며 친구가 있어 다시 웃을 수 있었다.

"투병은 싸움이지만, 회복은 관계다."

좋은 관계는 죽음의 골짜기에서도 빛이 되고, 다리가 되고, 숨이 된다. 지금 당신 곁에도 그렇게 소중한 존재가 있음을 잊지 말자.

6. 좋은 습관(Good Habit: GH)
- 반복이 만든 기적, 습관이 바꾼 운명

❖ **성공적인 치유 이후를 위한 마지막 비밀**

성공적인 암 치유는 단지 병을 이기는 데서 끝나지 않는다. 그 이후의 삶을 어떻게 건강하게, 의미 있게 이어가느냐가 더 중요하다. 6G의 여섯 번째이자 마지막 단계인 '좋은 습관(Good Habit, 이하 GH)'은 바로 그 삶의 연속성과 지속가능성을 책임지는 핵심 열쇠이다.

6G의 나머지 다섯 가지(GM, GF, GE, GC, GR)가 치유의 방법, 원리, 수단이었다면, GH는 그것들을 일상의 루틴으로 정착시키는 기술이자 태도이며, 평생을 책임지는 자기 관리 시스템이라고 할 수 있다.

❖ GH는 단순한 규칙이 아닌 '삶의 패턴'이다

"습관은 제2의 천성이다."

이는 단순한 말이 아니다. 습관이 곧 삶의 방향이고, 나의 미래를 결정하는 설계도라는 말이다. 나는 GH를 이렇게 정의하고 싶다.

"6G 원칙들을 반복적으로 실천하여 생활 습관으로 체화하고, 이를 통해 건강 수명을 연장하며, 저속 노화와 웰에이징을 현실로 만들어 가는 방법."

단 한 번의 긍정, 단 한 번의 건강식, 단 하루의 운동으로는 삶이 바뀌지 않는다. 중요한 것은 '반복'이고, 반복이 만들어 내는 리듬이다.

❖ GH의 본질 – 실천의 반복, 기억의 내재화

미국의 심리학자이자 철학자인 윌리엄 제임스(William James)는 이렇게 말했다.

"생각이 바뀌면 행동이 바뀌고, 행동이 바뀌면 습관이 바뀌고, 습관이 바뀌면 운명이 바뀐다."

그 말처럼 습관은 내 삶의 인생 곡선을 바꾸는 가장 강력한 지렛대다. 나는 암 투병 이후 이 말을 되새기며 내가 하루하루 반복하는 것들이 결국 내 생명을 연장하고, 삶의 질을 결정한다는 진리를 체감했다.

❖ GH는 6G의 완성 단계, 그리고 진짜 변화의 시작

6G는 나에게 단순한 이론이 아니었다. 생사의 경계에서 건져 올린 체험이자 나를 다시 살린 '기적의 공식'이었다. 하지만 그것도 실행하지 않고, 반복하지 않으면 아무런 의미가 없다.

GH는 6G를 몸에 새기고 세포에 기억시키는 과정이다. 이것이 되지 않으면 6G는 일회성 정보에 불과하고, 습관이 되면 6G는 내 삶의 일부가 된다.

나의 일상은 GH로 다시 짜였다. 아침마다 긍정의 말을 되뇌고 매일 1만 보 걷기를 실천하며, 식탁 위엔 늘 항암 식단이 올라오고 명상과 감사 일기를 쓰며 하루를 마무리한다. 그렇게 '좋은 습관'은 이제 나의 생존 전략이자 인생 전략이 되었다.

❖ **습관은 내가 만드는 두 번째 인생이다**
GH는 단순한 규칙을 따르라는 말이 아니다. 내 몸에 새긴 변화, 내 일상에 심은 희망, 그것을 매일 반복함으로써 새로운 운명을 만들어 가라는 실천의 철학이다.

습관은 나를 배신하지 않는다. 내가 어떤 방향으로 가고 있는지를 조용히, 그러나 분명하게 알려 주는 나침반이다. 그리고 그 습관이 바로, 9988의 인생을 완성하는 가장 마지막이자 결정적인 한 수이다.

> 좋은 습관(GH)은 결국 좋은 인생의 설계도다.
> 이제부터라도 지금의 나를 바꾸고 싶다면
> 하루 하나씩, 6G를 습관으로 바꾸는 것으로 시작하면 된다.
> 그 습관이 곧 기적을 부르고
> 그 기적이 바로 건강하게 오래오래 살아가는 길이다.

1) 생각이 바뀌면 행동이 바뀌고 습관이 바뀌고 운명이 바뀐다
 - 생활습관병은 습관의 반영이자 경고다

 우리가 흔히 '성인병'이라 부르는 고혈압, 당뇨, 고지혈증 등은 사실 '생활습관병'이라 부르는 것이 더 정확하다. 그만큼 이들 질환은 잘못된 습관의 결과이며, 좋은 습관으로 충분히 예방하거나 완화될 수 있는 병이기도 하다.

 나는 젊을 적부터 탄수화물 과잉, 육류 중심, 자극적인 음식, 잦은 회식과 야식, 그리고 운동 부족이라는 전형적인 '불량 루틴'을 가지고 있었다.
 그 결과 어느 순간 몸은 반란을 일으켰고 당뇨, 고혈압, 고지혈증이라는 '3종 세트'와 함께 암까지 덤으로 얹혀 왔다. 그러나 나는 이 시련을 단순한 고통이 아닌 습관을 다시 짤 수 있는 기회로 여기기로 했다.

▶ 바꾸면 살 수 있다 - 식단에서 시작된 변화
 변화는 가장 기본적인 것, 식사에서 시작됐다. 흰쌀밥 대신 즉석 도정한 현미잡곡밥을 먹기 시작했고, 과거엔 주 2~3회 먹었던 라면, 햄버거, 피자, 치킨은 일절 끊었다. 식단은 야채, 생선, 견과류, 제철 과일, 된장국, 나물, 김치 등 자연 그대로의 음식으로 대체되었다.

 그 결과 10 이상까지 올라갔던 당화혈색소(HbA1c) 수치가 현재는 6.5 수준으로 비교적 안정되었다. 당화혈색소는 3개월 평균 혈당을 반영하는 지표로, 5.7% 이하면 정상, 6.5% 이상이면 당뇨병으로 진단된다.

나는 '당뇨병 환자'에서 '당뇨병과 공존하는 사람'이 되었고, 나아가 '식단으로 나를 치료하는 사람'이 되었다. 습관은 반복이 아니라 정체성이다. GH를 실천하면서 가장 크게 느낀 변화는 단순한 수치의 개선이 아니었다.

그보다 더 중요한 것은 내가 나 자신을 대하는 태도가 바뀌었다는 점이다. 과거에는 '내 몸은 내가 알아서 한다'는 생각이었지만, 이제는 '내 몸은 잠시 빌려 쓰는 집과 같다'는 생각으로 바뀌었다.

관리하지 않으면 무너지고 소홀히 하면 병이 난다. 좋은 습관은 어느 날 갑자기 생기지 않는다. 반복된 '좋은 선택'이 쌓이고 쌓여 비로소 나의 일부가 되는 것이다.

6G는 함께 돌아가야 한다. 균형이 곧 치유다. GH는 6G 전체의 마무리가 아니라 시작이자 중심축이다.

6G의 나머지 다섯 각각이 좋은 톱니바퀴라면, GH는 그 모든 톱니를 맞물리게 하는 중심축이다. 좋은 마음을 가지고 있어도 식사가 불량하면 병이 생긴다. 좋은 운동을 해도 치료를 받지 않으면 회복이 어렵다. 치료를 잘 받아도 인간관계에서 상처받으면 몸이 다시 망가진다. 그래서 GH는 전 영역을 아우르며 내 삶에 녹아들게 하는 실천의 축이다.

내 몸의 취약점을 알아야 개선할 수 있다. 건강은 막연한 희망이 아니다. 객관적 진단과 체계적 실천이 병행될 때 비로소 결과가 바뀐다.

나는 암 투병 중에 스스로 개발한 '6G 자가 진단 체크리스트'를 통해 나의 약한 고리, 즉 취약한 습관을 구체적으로 파악했다.

- GF(좋은 음식)은 70점 → 치킨, 라면, 탄산음료 잔재가 있었음
- GE(좋은 운동)은 85점 → 산책은 꾸준히 했지만 근력 운동은 부족
- GM(좋은 마음)은 90점 → 명상, 기도 루틴이 잘 잡혀 있었음

이러한 진단을 토대로 식사와 운동 루틴을 재정비했고, 결국 내 몸은 점점 더 건강한 방향으로 나아가기 시작했다. GH는 인생 3모작의 엔진이다.

나는 지금 인생 3모작을 시작했다.

청년기, 중년기를 지나 이제는 삶을 돌아보고 완성하는 시기이다. 그 엔진이 바로 좋은 습관 GH다. 누구든 좋은 습관을 갖고 있다면 그 사람은 이미 자신만의 운명을 다시 쓰고 있는 중이다.

▶ **마무리 메시지**

✚ 건강은 지켜야 할 목표가 아니라 매일 실천할 습관이다.
✚ 생각이 바뀌면 행동이 바뀌고, 행동이 바뀌면 습관이 바뀐다. 그리고 습관이 바뀌면 우리의 인생도 바뀐다.

2) 부모 또는 형제 중 암에 걸리신 분이 있나요

병원에서 처음 진료를 받을 때, 의사가 가장 먼저 묻는 질문 중 하나가 바로 이것이다.

"부모님이나 형제 중에 암이나 당뇨, 고혈압, 고지혈증 같은 병력이 있으신가요?"

이 질문은 단순한 의례적 문진이 아니다. 환자의 현재 상태를 넘어 앞으로의 건강 리스크를 예측하고, 치료 방향을 설정하기 위한 출발점이자 중요한 기준점이다.

왜냐하면 유전적 요인뿐만 아니라 가정 내에서 형성된 생활 습관이 건강에 큰 영향을 미치기 때문이다. 나 역시 암 판정을 받고 처음 진료를 받을 때, 의사에게 이 질문을 받았다.

나는 잠시 숨을 고른 뒤 이렇게 대답했다.
"네, 아버지는 고혈압과 중풍을 앓으셨고, 어머니는 당뇨병과 췌장암으로 돌아가셨습니다. 큰형은 갑상선암, 작은누나는 유방암, 막내는 직장암으로 수술을 받았습니다."

여기에 더해 지금은 작은형도 치매 증상으로 요양병원에 장기 입원 중이며, 여동생은 급성 패혈증으로 30대 후반이라는 이른 나이에 세상을 떠났다. 큰누나는 심장박동기를 삽입한 채 일상을 버티고 있다. 여덟 남매 중 현재까지도 별다른 병 없이 건강을 유지하고 있는 이는 오직 일곱째 남동생 단 한 명뿐이다.

이렇게 가계도를 펼쳐 놓기만 해도 가족력이라는 단어의 무게가 얼마나 무거운지 실감하게 된다. 담당 의사가 가족력을 묻는 것이 단순한 절차가 아닌 필수라는 사실에 전적으로 동의하게 된 순간이었다.

게다가 나 자신도 췌장암을 겪었고, 아내 역시 유방암 수술 후 투병의 고통을 지나 완치 판정을 받기까지 오랜 시간을 버텨야 했다. 그 시기를 함께 지나오며 깨달은 것은 '건강은 결코 당연한 것이 아니다'는 사실이다.

이런 환경 속에서 자란 30대 초반 아들은 가끔 이렇게 말한다.
"나는 무조건 암에 걸릴 것 같아. 확률은 100%야. 그냥 언제 터지느냐의 문제지."
처음에는 가볍게 웃으며 넘겼지만, 그 말 속에는 불안을 넘어선 '체념에 가까운 감정'이 담겨 있었다.

가족력은 그렇게 사람의 마음속에 깊은 그림자를 드리운다. 때로는 그 그림자가 스트레스로 작용해 오히려 건강에 악영향을 주기도 한다. 하지만 다행히도 아들은 그 불안감을 회피하지 않았다. 오히려 그것을 '경고등이 아니라 방향등'으로 받아들이고, 스스로를 더 철저히 관리하며 가족의 건강 습관에도 긍정적인 영향을 미치고 있다.

평소 운동에 별로 관심이 없던 아들은 마라톤 도전 1년여 만인 24년 10월 3일 국제평화마라톤 풀코스(42.195K)에 도전, 2시간 53분 10초의 놀라운 기록으로 당당하게 아마추어 마라토너의 꿈의 기록이라 할 수 있는 서브3(풀코스 3시간 이내 완주)주자가 되었고 입상(5위) 상금으로 응원해준 부모에게 한 턱을 톡톡히 내었다.

나의 투병기를 지켜보며 배운 것들을 자신만의 방식으로 실천해 가는 모습은 아버지로서 참으로 고마운 일이다.

▶ **가족력, 무시할 수 없는 경고 그리고 인생 설계의 나침반**

가족력은 피할 수 없는 사실이지만, 결코 운명은 아니다. 그것은 "바꿀 수 있는 예고장"이며, 지금이라도 생활 습관을 바꿔야 한다는 신호다.

이제부터라도 우리는 반드시 다음과 같은 다짐을 해야 한다.
나는 내 가족의 병력을 알되, 그 병력에 굴복하지 않겠다. 나는 내가 할 수 있는 실천으로 이 흐름을 바꾸겠다. 나는 나와 내 가족의 건강을 위해 지금, 여기서부터 행동하겠다.

건강한 식습관을 유지하고 꾸준히 운동하며 정기적인 검진을 받고 스트레스를 관리하는 삶. 이것이 결국 '좋은 습관(Good Habit)'이고, 삶의 질을 좌우하는 결정적 요소다.

그리고 나는 오늘도 마음속으로 외친다.

"나는 이제부터 인생 3모작을 시작한다. 건강수명을 늘리고, 저속 노화를 실천하며, 웰에이징의 삶을 살아가겠다."

▶ **인생 3모작, 그 시작은 좋은 습관에서**

인생 3모작이란 단순히 삶을 세 시기로 나누는 것이 아니다.
그것은 '새로운 시작의 방식'에 대한 선언이다.
 - 제1모작: 배움과 일의 시기
 - 제2모작: 가족과 생계, 책임의 시기
 - 제3모작: 건강한 습관과 의미 있는 삶을 디자인하는 인생의 황금기

인생 후반전은 단순히 '더 오래 사는 것'이 아니라, 더 의미 있게, 더 건강하게, 더 행복하게 살아가는 것이다.

그리고 그 삶의 질은 결국 '지금 내가 선택하는 습관'이 결정한다.

3) 6G 진단을 통해 자신의 취약점을 보완해 나가자

건강은 어느 날 갑자기 무너지지 않는다. 반대로, 회복 또한 하루아침에 이루어지지 않는다. 건강은 매일의 선택과 습관, 점검과 수정의 반복 속에서 지켜진다. 그렇기에 나는 오랜 투병 과정 속에서 다음과 같은 결론에 이르게 되었다.

"건강을 회복하고 지키기 위한 첫걸음은 나의 상태를 정확히 아는 것이다."

그렇기 때문에 6G 자가 진단 체크리스트는 단순한 설문지가 아니다.
이것은 나 자신을 거울처럼 비추고 내 삶의 방향을 재정렬하는 건강 내비게이션이다.

▶ 6G 자가 진단, 나를 돌아보는 거울

6G 자가 진단은 6가지 영역[좋은 마음(GM), 좋은 음식(GF), 좋은 운동(GE), 좋은 치료(GC), 좋은 관계(GR), 좋은 습관(GH)]에 대해 영역별로 나의 현재 상태를 수치화하고, 그 이유를 구체적으로 기술해 보는 자기 점검 도구다.

이 과정을 통해 내가 발견한 것은
"내가 약한 부분이 어디인지를 알 때 비로소 강해질 수 있다"는 사실이었다.

예를 들어
GF 항목에서 '자극적인 음식 섭취 빈도'가 높았고,
GE 항목에서는 '근력 운동이 불규칙'했으며,
GR 항목에서는 '고립된 인간관계'에 스스로 무감각해 있었음을 확인했다.

이런 취약점은 단순한 정보가 아니라 내 건강을 회복하고 유지하기 위해 반드시 개선해야 할 구체적인 지점이었다. 6G는 따로가 아니라 같이 가야 효과가 있다. 6G는 각 요소별로도 의미가 있지만, 진정한 힘은 전체가 조화를 이룰 때 발휘된다.

좋은 음식을 먹어도 마음이 무너져 있다면 몸은 버텨 내기 어렵고, 열심히 운동해도 치료를 외면한다면 회복의 선순환은 일어나지 않는다. 좋은 치료를 받아도 일상 속 습관이 엉망이라면 다시 병을 불러들이게 된다.

그래서 나는 강조하고 싶다.

"6G는 하나만 잘해서는 안 된다. 6개의 G는 연결된 고리이며, 하나가 끊어지면 전체의 효과도 반감된다."

만성질환과 평생의 동행, 관리의 습관이 해답이다. 췌장암과의 사투를 통해 나는 절감했다. 암은 치료가 끝난 뒤에도 결코 끝난 것이 아니다. 재발과 전이의 위험은 늘 그림자처럼 따라다닌다.

나는 2020년 11월, 만 61세에 췌장암 3기 판정을 받았다. 항암 치료 77회, 방사선 치료 30여 회를 포함해 총 100여 회 이상의 병원 치료를 받은 끝에 2023년 10월, 드디어 치료 중단 판정을 받았고 지금은 1년 9개월째 추적 관찰 중이다.

이제 남은 과제는 "재발을 막고, 전이를 예방하며, 건강한 삶을 얼마나 오래 유지할 수 있느냐"이다.

그래서 나는 치료가 끝난 지금도 더욱 엄격하게 나의 건강 루틴과 습관을 점검하고 있다.
그리고 이 과정에서 내가 의지하는 가장 강력한 도구가 바로 내가 직접 개발하고 실천하고 있는 6G 시스템이다. 6G는 내 인생의 회복 공식이자 나침반이다. 내가 만든 6G는 단지 이론이 아니다.

5년 가까이 혹독한 투병의 체험에서 탄생한, 살아있는 경험의 집약체

이자 수많은 암환우들에게 적용해 볼 수 있는 실천 지침서이다.

 6G는 암 환우뿐 아니라 저속 노화를 실천하고 싶은 사람, 건강수명을 늘리고 싶은 사람, 활기찬 노년을 꿈꾸는 사람, 모든 이들에게 적용 가능한 웰에이징의 설계도이다.

【 6G의 핵심 가치 요약 】

개념	의미	기대 효과
웰에이징 (Well-Aging)	신체·정신의 균형 속에서 활력 있게 늙어 가는 삶	자존감 회복, 삶의 질 향상
저속 노화 (Slow Aging)	노화의 속도를 늦추고 기능 저하를 지연시킴	뇌·심장·면역력 유지
건강수명 (Healthy Life Expectancy)	병 없이 건강하게 생활할 수 있는 기간	요양 없는 노후, 독립적 생활

 이 모든 것의 실현 가능성을 내가 직접 증명하고 있으며, 그 핵심이 바로 6G의 실천과 진단, 보완의 반복이라는 것을 강조하고 싶다.

▶ **마무리 메시지**

✚ 진정한 건강은 '모르겠다'고 외면할 때 무너지고,

✚ '나부터 점검해 보자'고 할 때부터 회복이 시작된다.

✚ 오늘 내 건강을 돌아보는 것, 그것이 운명을 바꾸는 시작이다.

4) 실행하면서 생각하고 고쳐 가면서 완성하자
- 행동하지 않으면 아무 변화도 일어나지 않는다

나는 건강을 잃고 나서야 절실히 깨달았다.

"지식은 힘이 아니다. 실행된 지식만이 힘이다."

요즘은 책도 많고, 정보도 많고, 건강 정보는 넘쳐난다. 하지만 중요한 건 그 정보를 '얼마나 알고 있느냐'가 아니라 '얼마나 실천하고 있느냐'이다.

▶ 6G 자가 진단 체크리스트, 실천의 출발선

6G 자가 진단 체크리스트는 단순한 점검표가 아니다. 그것은 나의 건강 상태를 객관적으로 들여다보고, 내 약점과 습관의 허점을 냉정하게 직면할 수 있게 하는 도구이다.

예컨대 이런 식이다.

영역	내가 한 질문	실천한 변화
GF (좋은 음식)	설탕 섭취를 줄이고 있나?	일주일 식단 기록 → 과일로 대체
GE (좋은 운동)	걷기는 꾸준히 하고 있나?	매일 1시간 40분 산책 1만 보 걷기 → 주 1회 등산 추가
GM (좋은 마음)	스트레스 관리법이 있나?	잠자기 전 5분 기도 + 주일 미사 참석
GR (좋은 관계)	누군가와 진심으로 대화한 적이 있나?	매주 친구와 산책 겸 점심 약속 실천

이처럼 자가 진단은 나만의 건강 맞춤 루틴을 설계하는 설계도가 된다.

건강관리가 필요한 대상은 바로 당신이다. 암 환자나 노년층만 건강관리가 필요한 것이 아니다. 지금 이 순간에도 운동 부족으로 피로를 달고 사는 사람, 스트레스로 잠 못 이루는 사람. 식습관이 엉망인 채 살아가는 40~60대. 건강검진에서 '주의 요망' 소견을 받은 직장인. 갱년기, 갓 진입한 시니어 세대까지. 모두가 건강 리스크의 경계선 위에 있다.

더는 미룰 수 없다. 건강은 '내일부터'가 아니라 '지금부터' 시작해야 한다. 실행하지 않으면 아무것도 바뀌지 않는다. 많은 사람들이 계획을 세우는 데는 능숙하다.

그러나 행동으로 옮기는 데는 무기력하다. 건강도 예외는 아니다. 그래서 나는 강조하고 싶다.

"행동은 지식보다 앞서야 한다."

세계적인 경영 구루 톰 피터스(Tom Peters)는 이렇게 말했다. "실행이 곧 전략이다." 전략이 아무리 훌륭해도 실행하지 않으면 0점이라는 뜻이다.

건강도 마찬가지다.
책을 10권 읽기보다,
30분 걷는 게 낫고
건강 강좌 3편 듣기보다,
냉장고를 점검하고 가공식품을 정리하는 게 낫다.

▶ **구체적인 실천 예시: 작지만 강한 변화**

식습관 [기록] 아침, 점심, 저녁에 먹은 음식 사진 찍기
[조정] 콜라 대신 따뜻한 차, 빵 대신 현미밥
[목표] 1일 설탕 섭취량 20g 이하

운동 [계획] 하루 30분 걷기, 주 2회 스쾃 20회
[실행] 일정표에 시간 블록으로 기록
[점검] 한 달 뒤 나의 걸음 수 평균 확인

스트레스 관리
[루틴] 아침 5분 명상, 저녁 감사 일기
[보완] 매주 자연 속 걷기 → 피톤치드 효과 체감
[보상] 실천한 날에는 소소한 선물(책, 차, 명상 음악 등)

【 6G 실천을 위한 핵심 질문들 】

영역	기대 효과
GM(좋은 마음)	나는 요즘 마음의 평안을 어떻게 지키고 있는가?
GF(좋은 음식)	내 식탁은 나를 살리고 있는가, 병들게 하고 있는가?
GE(좋은 운동)	걷기, 근력, 스트레칭, 나는 균형 있게 운동하고 있는가?
GC(좋은 치료)	나는 병원 말만 믿고 치료에만 의존하고 있지 않은가?
GR(좋은 관계)	최근 진심을 나눈 대화는 언제였는가? 외롭지 않은가?
GH(좋은 습관)	지금 내 삶의 건강 루틴은 무엇이며, 무엇이 부족한가?

이 질문에 대한 답을 쓰고, 지금 당장 할 수 있는 일 한 가지를 실천해 보자. 그것이 당신의 건강 혁명의 시작점이 될 것이다. 실행의 힘, 그것이 삶을 바꾼다

건강 정보는 많다.
하지만 실천하는 사람은 적다.
결국 실천하는 사람이 살아남는다.

내가 살아 있는 지금 이 순간도, 77번의 항암을 이겨내고 바꾼 습관 덕분이다. 지금도 나는 매일 묻는다.

"오늘 나는 내 건강을 위해 무엇을 실천했는가?"

▶ **마무리 메시지**

아무리 훌륭한 계획도 실행하지 않으면 공허하다.
지금, 작게라도 시작하라.
걸으면서 고치고, 실천하며 완성해 나가는 것,
그것이 진짜 건강 혁명이다.

당신을 위한 맞춤형 6G 실천법

제4장

4

당신을 위한 맞춤형 6G 실천법

1. 6G 자가 진단 체크리스트
- 건강 수명을 늘리기 위한 나만의 웰에이징 설계도

120세 시대, 당신은 준비되어 있는가?

지금 태어나는 아이들은 평균수명이 100세를 넘고, 일부는 120세 이상까지 생존할 수 있다는 예측이 나온다. 대한민국은 2024년 12월 기준으로 전체 인구 중 65세 이상이 20%를 넘는 '초고령화 사회'로 진입했다.

우리 사회는 이제 장수를 축복이 아니라 숙제처럼 준비해야 하는 시대에 들어선 것이다. 1960년대만 해도 평균수명은 남성 51세, 여성 53세에 불과했지만, 2024년 보험개발원의 생명표 통계에 따르면 남성 86.3세, 여성은 90.7세까지 증가했다.

불과 60년 만에 평균수명이 30~40년 가까이 늘어난 셈이다. 이 수치를 기준으로 '나의 현재 나이'를 과거로 환산해 보면 흥미롭다. 현재 나이에 0.7을 곱하면 30년 전의 나이와 대응된다.

$$예: 50세 \times 0.7 = 35세$$
$$예: 70세 \times 0.7 = 49세$$

즉 지금 70세인 사람은 과거 기준으로는 중년에 해당하는 체력과 삶의 가능성을 가진 셈이다.

장수보다 중요한 것은 건강한 장수이다.

하지만 여기서 중요한 질문 하나.

"당신은 건강하게 오래 살 준비가 되어 있는가?"

노화 자체보다 더 두려운 건,
혼자 일어나 앉을 수 없고
걸을 수 없으며
심지어 스스로 대소변을 가릴 수 없는 삶,
바로 질병에 의한 의존 상태다.
암, 치매, 파킨슨병, 뇌졸중 같은 질환은
건강 수명을 무너뜨리고

'120세 장수'라는 말조차도 축복이 아닌 재앙으로 만들 수 있다.

그래서 필요한 것이 바로 건강 수명(Healthy Life Expectancy)이며, 이것을 늘리기 위한 전략이 바로 6G 웰에이징 실천법이다.

"9988234, 당신의 목표는 무엇입니까?"

많은 사람들이 꿈꾸는 삶의 목표는 이 한 문장으로 요약된다.
"99세까지 건강하게 살다가, 2~3일 앓고, 4일 만에 정리하고 떠난다." (9988234) 이러한 삶을 가능하게 하는 핵심은 40~50대부터 시작하는 저속 노화(Slow Aging)와 생활 속 건강 루틴의 정착이다.

정기적인 건강검진, 예방 중심의 치료, 스트레스 관리와 식습관 조절, 그리고 삶의 의미를 되찾는 관계와 마음가짐이 함께 이루어질 때 우리는 진짜 웰에이징(Well-Aging)의 길에 들어설 수 있다.

❖ 건강을 점검하라: 6G 웰에이징 체크리스트의 탄생

 2020년 11월, 61세 나이에 췌장암 3기 진단을 받고 100여 회 이상의 항암 및 방사선 치료를 받으며 죽음의 문턱에서 살아 돌아온 이 경험을 통해 나는 하나의 원칙을 깨달았다.

"내 몸은 내가 가장 잘 알아야 하고, 매일 점검해야 지킬 수 있다."

 그래서 투병 중 내 상태를 자가 점검하기 위한 도구로 직접 6G 자가 진단 체크리스트를 개발했다. 6G란 무엇인가?

 6G는 한 문장으로 이렇게 설명할 수 있다.
 "좋은 마음(GM)을 유지하고,
 좋은 음식을(GF) 먹으며,
 꾸준히 운동(GE)하고,
 필요한 치료(GC)를 받으며,
 좋은 관계(GR)를 맺고,
 그 모든 것을 좋은 습관(GH)으로 만드는 것"

 이 6가지 요소는 건강 수명을 늘리고 저속 노화를 실천하는 핵심축이며, 특히 120세 시대를 살아갈 우리 모두의 생존 전략이라 할 수 있다.

【 6G 실천 예시 】

항목	실천 포인트	기대 효과
GF (좋은 음식)	가공식품 줄이고 자연식 위주로 전환	혈당, 혈압, 체중 안정
GE (좋은 운동)	유산소+근력 운동 30분 이상/일	근감소 예방, 대사기능 강화
GR (좋은 관계)	주 1회 이상 의미 있는 만남 갖기	우울 예방, 인지기능 유지
GM (좋은 마음)	명상, 기도, 감사 일기 습관화	자율신경 안정, 회복력 강화

❖ 6G 웰에이징 체크리스트 구성 및 활용법

6G 웰에이징 체크리스트 20가지

영역	번호	질의 항목	점수 5점 매우 잘함	4점 잘함	3점 보통	2점 못함	1점 매우 못함	점수 매긴 이유 (1~2줄 쓰세요)
좋은 마음 (GM)	1	나는 매사 긍정적인 편이다. (인생이 즐겁다.)						
	2	기도 또는 명상을 즐기고 있다. (자존히 묵상하고 생각)						
	3	남을 위한 봉사와 배려를 좋아한다.						
	4	좋은 생각이 건강에 유익하다 믿는다. (정신이 육체를 지배)						
좋은 음식 (GF)	5	주로 집에서 식사를 해결하고 있다. (외식 시 건강식으로)						
	6	인스턴트, 가공식품은 잘 안 먹는 편이다.						
	7	유기농 자연식품을 채식 위주로 먹는다.						
좋은 운동 (GE)	8	규칙적으로 걷기, 수영, 자전거 등 유산소 운동을 한다.						
	9	근력 강화를 위한 운동을 정기적으로 한다.						
	10	유산소, 무산소, 근력 운동을 균형 있게 한다.						
좋은 치료 (GC)	11	자기 주도적 치료가 중요하다고 생각한다.						
	12	치료받거나 약을 먹어야 하는 지병이 없다.						
	13	대체 치료(병원 치료 외)에 대한 필요성을 느끼고 활용한다.						
	14	주기적인 건강검진으로 건강을 챙기고 있다.						
좋은 관계 (GR)	15	나는 사람을 좋아하고 잘 사귄다.						
	16	나는 인간관계가 원활한 편이다.						
	17	나는 친목 단체 활동을 즐겨하고 있다.						
좋은 습관 (GH)	18	나름 건강관리 계획을 세워 꾸준히 실천한다.						
	19	건강 관련 정보를 꾸준히 모으고 배운다.						
	20	상기 6G를 잘 실천하고 있다고 생각한다.						
		합계						

이 체크리스트는 총 6개 영역, 20개 항목으로 구성되며 각 항목을 1점~5점의 5단계 척도로 평가하게 된다. 그리고 각 점수에 대한 간단한 이유나 설명을 덧붙여 자신만의 '6G 웰에이징 건강 보고서'를 작성할 수 있다.

이 보고서는 다음과 같이 활용할 수 있다.
    현재 나의 건강 상태를 수치화하고
    취약 영역을 파악해 개선 계획을 세우고
    3개월~6개월 단위로 주기적 점검을 통해
    진짜 변화가 일어나는지를 체계적으로 확인할 수 있다.

■ 예시: 나의 체크리스트 활용 경험

내가 직접 작성한 체크리스트에서 Good Exercise 항목이 2점으로 낮게 나왔다.

나는 평소 걷기는 꾸준히 했지만, 근력 운동은 거의 하지 않았고 스트레칭조차 습관화되지 않았음을 인식했다.
그래서 나는 다음과 같은 실천 계획을 수립했다.
주 2회 하체 근력 운동 (스쾃 3세트 20회)
아침 기상 후 5분 스트레칭 루틴 고정
주말마다 5km 이상 걷기 실천

3개월 후 점검해 보니 운동 항목 점수가 4점으로 향상되었고, 체력과 수면의 질이 분명히 개선되었음을 느꼈다.

■ **주의사항: 완벽이 아닌 실천이 우선이다.**

이 체크리스트는 의료기관의 임상 진단이 아닌, 실생활 건강관리의 가이드 도구로 활용되기 위해 설계된 것이다. 따라서 일부 문항은 개인의 주관적인 판단이나 건강 인식 수준에 따라 결과가 달라질 수 있다.

그렇기 때문에 중요한 건 정확성보다도 '지속적 실천을 위한 자극'이다.

▶ **마무리 메시지**

✚ 120세 시대, 준비된 사람만이 축복을 누릴 수 있다.
✚ 건강은 의사가 아닌 내가 매일 점검해야 할 삶의 우선순위이다.
✚ 지금, 당신의 건강 지수를 체크해보라. 그것이 인생을 바꾸는 시작이다.

표. 6G 30~40대 VS 50대 분석결과

번호	질의 항목	30~40대					
		1남	2남	3남	4남	합계	평균
1	나는 매사 긍정적인 편이다. (인생이 즐겁다.)	3	3	5	3	14	3.5
2	기도 또는 명상을 즐기고 있다. (차분히 묵상하고 생각)	1	2	3	2	8	2
3	남을 위한 봉사와 배려를 좋아한다.	3	3	4	2	12	3
4	좋은 생각이 건강에 유익하다 믿는다. (정신이 육체를 지배)	5	4	5	5	19	4.8
5	주로 집에서 식사를 해결하고 있다. (외식 시 건강식으로)	4	4	4	3	15	3.8
6	인스턴트, 가공식품은 잘 안 먹는 편이다.	1	3	5	1	10	2.5
7	유기농 자연식품을 채식 위주로 먹는다.	1	3	3	1	8	2
8	규칙적으로 걷기, 수영, 자전거 등 유산소 운동을 한다.	1	4	4	3	12	3
9	근력 강화를 위한 운동을 정기적으로 한다.	2	3	5	3	13	3.3
10	유산소, 무산소, 근력 운동을 균형 있게 한다.	3	3	4	3	13	3.3
11	자기 주도적 치료가 중요하다고 생각한다.	4	3	5	5	17	4.3
12	치료받거나 약을 먹어야 하는 지병이 없다.	3	3	4	5	15	3.8
13	대체 치료(병원 치료 외)에 대한 필요성을 느끼고 활용한다.	1	1	5	1	8	2
14	주기적인 건강검진으로 건강을 챙기고 있다.	5	3	5	4	17	4.3
15	나는 사람을 좋아하고 잘 사귄다.	1	3	5	2	11	2.8
16	나는 인간관계가 원활한 편이다.	3	3	5	2	13	3.3
17	나는 친목 단체 활동을 즐겨하고 있다.	1	3	5	1	10	2.5
18	나름 건강관리 계획을 세워 꾸준히 실천한다.	1	3	5	1	10	2.5
19	건강 관련 정보를 꾸준히 모으고 배운다.	3	2	4	1	10	2.5
20	상기 5G를 잘 실천하고 있다고 생각한다.	1	3	4	2	10	2.5
		47	59	89	50	245	61

번호	50대															
	1남	2여	3남	4여	5여	6남	7남	8남	9남	10여	11남	12남	13남	14남	합계	평균
1	3	1	5	2	4	4	4	4	5	4	4	4	4	4	52	3.7
2	2	1	3	4	4	5	2	3	3	3	4	3	3	3	43	3.1
3	3	1	4	2	3	5	3	3	4	2	3	4	3	5	45	3.2
4	4	5	5	4	5	5	4	4	3	4	5	5	5	5	63	4.5
5	3	3	4	2	5	4	3	3	3	4	5	5	3	3	50	3.6
6	3	4	2	2	5	3	2	4	3	3	3	3	4	5	46	3.3
7	2	3	3	2	4	3	2	2	3	2	2	1	2	5	36	2.6
8	4	1	5	2	2	2	2	3	3	5	1	3	3	5	41	2.9
9	2	1	3	2	2	2	2	2	2	5	1	3	3	5	35	2.5
10	3	1	3	2	2	2	2	2	2	5	2	3	2	5	36	2.6
11	3	4	5	2	5	4	3	4	3	3	5	5	4	5	55	3.9
12	3	2	5	1	5	4	4	3	3	3	3	2	3	3	44	3.1
13	3	3	5	2	5	3	3	3	2	3	4	4	4	4	48	3.1
14	2	3	5	2	1	5	4	4	4	4	5	5	4	5	53	3.8
15	4	3	5	2	2	4	4	4	4	4	3	4	4	4	51	3.6
16	4	4	5	4	4	4	4	4	4	4	4	3	4	2	54	3.9
17	3	4	5	3	3	4	4	4	4	3	4	3	4	4	52	3.7
18	4	1	4	2	2	2	2	3	2	5	4	4	5	4	44	3.1
19	3	1	3	2	2	2	2	3	2	5	3	3	3	5	39	2.8
20	3	1	4	2	3	3	2	3	3	5	2	3	3	4	41	2.9
	59	48	83	46	69	71	59	62	64	77	67	71	65	87	928	66.3

30~40대에 비해 50대가 대체적으로 6G 점수가 높게 나타난 가운데 두 연령대 공히 인스턴트 가공식품을 선호하고, 유기농 자연식품 등 채식 위주의 식사를 잘 하는 것으로 나타났고, 좋은 생각이 건강에 유익하다고 믿는 정도가 높은 것으로 분석됐다.

표. 6G 60대 VS 70대 분석결과

번호	질의 항목	60대			
		1남	2남	3여	4남
1	나는 매사 긍정적인 편이다. (인생이 즐겁다.)	3	5	4	5
2	기도 또는 명상을 즐기고 있다. (차분히 묵상하고 생각)	2	4	3	4
3	남을 위한 봉사와 배려를 좋아한다.	3	4	4	5
4	좋은 생각이 건강에 유익하다 믿는다. (정신이 육체를 지배)	4	5	5	5
5	주로 집에서 식사를 해결하고 있다. (외식 시 건강식으로)	5	3	4	4
6	인스턴트, 가공식품은 잘 안 먹는 편이다.	5	5	5	5
7	유기농 자연식품을 채식 위주로 먹는다.	3	4	4	5
8	규칙적으로 걷기, 수영, 자전거 등 유산소 운동을 한다.	4	5	3	5
9	근력 강화를 위한 운동을 정기적으로 한다.	3	3	5	4
10	유산소, 무산소, 근력 운동을 균형 있게 한다.	3	3	3	4
11	자기 주도적 치료가 중요하다고 생각한다.	4	5	5	5
12	치료받거나 약을 먹어야 하는 지병이 없다.	5	1	5	4
13	대체 치료(병원 치료 외)에 대한 필요성을 느끼고 활용한다.	3	4	5	5
14	주기적인 건강검진으로 건강을 챙기고 있다.	4	4	5	5
15	나는 사람을 좋아하고 잘 사귄다.	2	5	2	4
16	나는 인간관계가 원활한 편이다.	3	5	4	5
17	나는 친목 단체 활동을 즐겨하고 있다.	2	4	1	4
18	나름 건강관리 계획을 세워 꾸준히 실천한다.	3	4	3	5
19	건강 관련 정보를 꾸준히 모으고 배운다.	3	4	3	4
20	상기 5G를 잘 실천하고 있다고 생각한다.	3	4	3	4
		67	81	76	91

번호	60대									70대					
	5여	6남	7남	8남	9남	10남	11여	합계	평균	1남	2남	3여	4남	합계	평균
1	3	5	4	5	4	5	4	47	4.3	5	5	5	5	20	5.0
2	4	5	4	3	4	4	4	42	3.8	3	3	3	4	13	3.3
3	4	5	4	3	4	5	5	46	4.2	3	4	2	5	14	3.5
4	5	5	4	5	5	5	5	53	4.8	2	5	5	5	17	4.3
5	4	4	4	5	4	3	5	45	4.1	1	5	4	5	15	3.8
6	4	4	4	3	5	5	5	50	4.5	5	5	3	5	18	4.5
7	4	3	4	3	5	3	4	42	3.8	4	4	2	5	15	3.8
8	3	3	4	3	5	5	3	43	3.9	5	4	1	5	15	3.8
9	2	2	3	3	4	4	4	37	3.4	4	3	1	3	11	2.8
10	2	2	3	4	5	4	4	37	3.4	4	3	1	5	13	3.3
11	3	4	4	4	5	5	5	49	4.5	5	5	2	5	17	4.3

번호	60대								70대				
	5여	6남	7남	8남	9남	10남	11여	합계	평균	1남	2남	3여	4남	합계	평균
12	4	2	2	4	5	4	5	41	3.7	3	5	3	5	16	4.0
13	4	5	3	3	5	5	5	47	4.3	3	3	2	5	13	3.3
14	3	5	4	3	4	5	5	47	4.3	4	4	2	4	14	3.5
15	4	5	3	4	5	4	4	42	3.8	3	4	3	5	15	3.8
16	4	5	3	4	4	4	5	46	4.2	3	4	3	5	15	3.8
17	4	5	3	5	5	5	5	41	3.7	3	3	2	5	13	3.3
18	3	4	3	4	5	5	5	43	3.9	5	2	2	5	14	3.5
19	3	4	4	5	5	5	5	44	4.0	4	2	2	5	13	3.3
20	3	4	4	4	5	4	5	43	3.9	3	4	3	5	15	3.8
	70	81	72	73	92	88	94	885	80.5	72	77	51	96	296	74.0

6G의 종합 점수를 보면 30~40대가 61점, 50대가 66.3점인데 비해 60대는 80.5점으로 가장 높으며 70대는 74.0점으로 나타나 30~50대에 비해 60대 이상이 건강에 대한 관리를 철저히 하고 있는 것으로 나타났다.

상기 분석자 중 6G 점수가 매우 낮게 나온 사람은 급작스런 병으로 사망하였다. 상기 표에서 70대 중 3여는 51점으로 70대 전체 평균 점수를 떨어뜨린 반면, 4남은 96점으로 거의 완벽할 정도로 6G를 실천하고 있다. 70대 중반을 넘어서는 나이에도 불구하고 청년 같은 건강과 외모를 자랑하는 슈퍼 시니어인 것이다.

60대를 보면 전체 11명 중 3명이 90점 이상 매우 양호한 결과를 보이고 있는데 이들은 건강 전도사 역할을 하거나 마라톤 풀코스를 우수한 기록으로 완주하여 그 유명한 '보스턴 마라톤 대회'에 출전하는 등 저속 노화, 웰에이징의 표상이 아닐까 한다.

▓ 6G 웰에이징 진단 Report ▓

1. 진단일 2024년 05월 12일
2. 인적사항

| 성명 | 김○○ | 성별 | 남 | 나이(만) | 63세 | 거주지 | 서울 양천구 목동 |

3. 진단결과

| 점수 | 91점 | | | 등급 | | S(탁월) | |

구분	GM	GF	GE	GC	GR	GH	전체평균
점수(점)	95	93.3	86.7	95	86.7	86.7	91
등급	S	S	A	S	A	A	S

S등급 : 90점 이상(탁월), A등급 : 80점 이상(우수), B등급 : 70점 이상(양호),
C등급 : 60점 이상(미흡), D등급 : 60점 미만(주의요망)

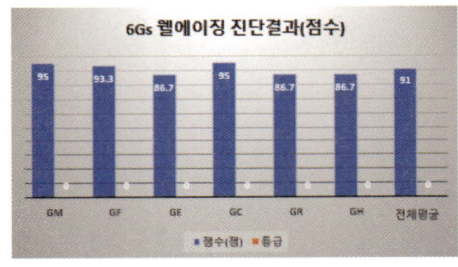

[분석 요약]
❖ 총평
건강 전도사로 불릴 만큼 건강관리가 탁월한 수준으로 웰에이징의 모델로 귀감이 되고 있음

❖ 잘된 점
전반적으로 양호한 결과를 보이고 있는 가운데 특히 GM, GF, GC 분야에서는 탁월한 수준으로 타의 모범이 되는 생활 습관을 갖고 있음

❖ 상대적으로 GE, GR, GH 영역에서 다소 미흡한 수준이나 일반적 수준으로는 우수한 건강관리 상태임

■ 시사점
저속 노화, 건강수명 연장을 통한 웰에이징의 모범 사례로 타인에게 귀감이 되고 있음
· GM : 나눔 봉사 및 재능 기부 35년차 수행하면서 삶의 보람과 가치를 추구하고 있음
· GF : 자연식, 발효식품 매일 섭취하는 등 바른 식생활 실천 생활화, 습관화
· GE : 매월 20만 보 걷기 운동 실천, 조깅 및 빠르게 걷기 병행, 수시 근력 운동으로 유산소 및 근력 운동 균형적으로 실천
· GC : 면역력, 멘탈 강화 공감 및 실천(코로나 미확진), 어싱, 정기 종합검진으로 건강상태 유지
· GR : 다양한 만남 및 커뮤니티 활동, 긍정적 소통 유지
· GH : 쾌식, 쾌변을 위해 계획을 세워 실천하는 등 건강한 생활이 습관화, 내재화 되어 있는 상태

독자분들도 건강 비법 6G 체크리스트로 자신의 건강관리 상태를 점검하기를 추천한다. 상기 6G 진단자는 자칭 '건강전도사'라 할 정도로 웰에이징의 삶을 매우 모범적으로 살아가고 있는 63세 남자이다.

◆ 6G는 120세 시대에 장수가 '재앙이 아닌 축복'이 되기 위해서 살아 숨 쉬는 한 건강하고 즐거운 삶 즉 웰에이징, 저속 노화, 건강수명을 지속하는 데 필요한 도구(tool)로 활용될 수 있다.

6G웰니스 대표 신철

(yohan3217@gmail.com, 010-2585-3217)

◆ 원하시는 분은 분석 Report를 무료로 보내 준다.(단, '점수 매긴 이유' 작성자로 제한)

2. My 6G 활동판

나의 6G 활동판은 2025년의 건강관리를 위해 만든 것인데 6G 영역별로 나에게 적합한 항목을 도출하고 항목별 목표 및 실천 활동을 정리해 본 것이다.

2025년 My 6G 건강관리 활동판(예시)

NO	code	항목	Plan(계획)	Do(실행)	Check(점검)	비고
1	GM	좋은 마음	숲속 산책 명상	주 2회 각 60~90분	매월	
			주일 미사	주 1회	매월	
			성모꽃마을 쉼터	2개월 1회	반기	
			요가	연간 2회(회당 3개월) 수강	반기	
2	GF	좋은 음식	집밥 먹기	매주 50% 이상	매월	
			건강식(현미 잡곡, 야채 중심, 식물성 단백질, 오리고기, 생선류 중심 식사	매주 70% 이상	매월	
3	GE	좋은 운동	걷기	일평균 1만 보 이상	매월	스마트폰 앱
			맨발 걷기	주 2회, 각 60~90분	매월	
			산행(둘레길)	주 1회(매주 토)	매월	천우회
			근력 운동(푸시업, 플랭크, 스콧, 런지 뒤꿈치세우기)	푸시업 일 20~30회 플랭크 일3분 스콧 일 20회	매월	

NO	code	항목	Plan(계획)	Do(실행)	Check(점검)	비고
4	GC	좋은 치료	면역력 강화	백혈구(4,000~10,000)	2개월	정기검진
			암 수치	CA19-9 36이하	2개월	
			CT 검사	이상 무	2개월	
			대체 치료	각탕 일 1회 20분 주열 주 3회, 각 1시간	매월	집
			미슬토 주사	주 2회	매월	동네병원
			당뇨(당화혈색소)	6.0 ~ 6.5	3개월	동네병원
			혈압	120/80	매일	집/ 혈압계
5	GR	좋은 관계	회사 정기 미팅	매주 1회	매월	
			정기 자문	매월 2회	매월	
			형제회 모임	격월 1회	2개월	아파트 경로당
6	GH	좋은 습관	MY 6G 건강관리 활동판 관리로 지속적 저속 노화 및 건강수명 연장 실현			

❖ **나의 6G 실천 루틴: 실천이 곧 회복의 힘이다**

나는 매일 아침 작은 다짐을 되뇌인다.

"오늘도 나를 살리는 루틴을 실천하자."

이 다짐은 막연한 결심이 아니라 나만의 6G 활동판을 기반으로 만들어진 구체적인 건강 실천 계획이다.

지금부터는 내가 실천하고 있는 6G 영역별 루틴을 소개하고자 한다. 이는 나에게 맞춘 맞춤형 건강 계획이며, 누구든 자기 상황에 맞게 응용하여 나만의 활동판으로 발전시킬 수 있다.

① **GM(Good Mind: 좋은 마음)**

마음이 건강해야 몸이 회복된다.

나는 마음의 평안을 위해 정기적인 영혼의 쉼표를 만든다.

- 숲속 산책 명상 – 주 2회, 자연 속에서 숨 고르기
- 미사 참례 – 주 1회, 신앙으로 내면의 중심 회복
- 쉼터 프로그램 – 2~3개월 1회, 고요한 장소에서 내면 성찰

이러한 활동은 항암의 고통 속에서도 나를 붙잡아 주었고, 혼란스러운 감정에 질서를 주며 '살고 싶다'는 의지를 되살렸다.

② GF(Good Food: 좋은 음식)

음식은 곧 약이다. 나는 식사를 단순한 '섭취'가 아닌 '치유'의 행위로 바꿨다.

- 집밥 먹기 실천율 50% 이상 유지
- 건강식 섭취율 주 70% 이상
  (현미 잡곡, 채소 중심 식단, 인스턴트 최소화)

외식을 하더라도 가능하면 건강한 메뉴를 선택하고, 가공식품이나 정제 탄수화물은 멀리하는 습관이 자리잡혔다.
이 작은 실천이 당화혈색소와 체력 회복에 큰 영향을 주고 있다.

③ GE(Good Exercise: 좋은 운동)

움직이는 만큼 회복된다. 나는 암 치료 중에도 멈추지 않고 꾸준히 몸을 움직였다.

- 일 평균 1만 보 걷기 – 평일에도 꾸준히 걷기 실천
- 맨발 걷기 주 2회 – 지압 효과와 정서적 안정

- 산행 주 1회 – 심폐 기능 강화와 자연 치유
- 근력 운동 – 코어 강화와 근육 유지

운동은 단순한 체력 보강이 아니라 내 몸에 생기를 불어넣는 회복의 촉매제였다.

④ GC(Good Clinic: 좋은 치료)

치료는 병원에서 받지만, 회복은 내가 만든다. 나는 통합적 치료 접근으로 스스로의 건강관리를 책임지고 있다.

- 면역력 강화 & 암 수치 정상화 유지 목표
- 정기 CT 검사 이상 무 관리
- 대체 치료 – 각탕, 주열 치료 꾸준히 실천
- 미슬토 주사 요법 병행
- 당화혈색소 6.5 이하 유지 – 식이 + 운동 + 약물 조절 병행

정기적인 병원 치료와 함께 내 몸의 반응을 관찰하고, 자연 치유력의 회복을 적극 유도하고 있다.

⑤ GR(Good Relationship: 좋은 관계)

관계는 가장 강력한 회복 에너지다. 의미 있는 인간관계는 삶의 질을 결정짓는 중요한 요소다.

- 회사 정기 미팅 주 2회 참여 – 사회적 리듬 유지

■ 정기 자문 및 교류 월 2회 – 지적 자극과 관계의 온기

단절은 몸과 마음 모두를 병들게 한다. 작은 만남이라도 지속하고, 따뜻한 교감을 나누는 것이 회복에 크나큰 힘이 되고 있다.

⑥ GH(Good Habit: 좋은 습관)

좋은 습관은 나를 살리는 반복이다. 그동안 실천해 온 것에 '요가'를 새롭게 도전하고자 한다. 요가는 호흡과 유연성, 마음의 이완을 동시에 가져오기에 나의 새로운 루틴으로써 기대가 크다.

이처럼 나의 건강 루틴은 단순히 살아남기 위한 것이 아니라 더 나은 삶을 살아가기 위한 설계도가 되어가고 있다.

❖ 마무리 메시지

나의 실천이 특별해서가 아니다. 누구나 할 수 있는 일, 다만 '지속' 할 뿐이다.

> 나만의 6G 활동판을 만들어 보라.
> 그 속에 하루 10분이라도 실천할 수 있는 루틴을 담아 보라.
> 작은 반복이 어느 날, 당신의 몸을 완전히 바꾸어 놓을 것이다.

나의 회복을 위한 도전은 계속된다.
그리고 여러분의 실천이 이어지길 진심으로 응원한다.

에필로그

§ 에필로그: 누구나 슈퍼 시니어가 될 수 있다 §

- 건강 수명 시대, '잘 늙기' 위한 실천 안내서

◈ 초고령화 사회, 이미 도착한 미래

대한민국은 이미 고령화 사회를 지나, 초고령화 사회의 정점으로 향하고 있다. 2024년에는 전체 인구 중 65세 이상 고령자 비율이 20%를 초과하며, 이는 2000년 고령화 사회(7% 초과)에 진입한 지 불과 24년 만에 도달한 수치다.

그 속도는 세계에서 가장 빠르며, '100세 시대'가 먼 미래가 아닌 현실임을 말해준다. 2024년 기준으로 대한민국의 평균 수명은 남성 86.3세, 여성 90.7세. 여성은 평균적으로 90세를 넘게 살아가는 시대에 살고 있다.
 하지만 이 긴 생애가 반드시 '건강한 삶'을 보장하지는 않는다. 기대수명과 건강수명 사이의 15년 차이는 노년의 삶을 위협하는 또 다른 '건강 격차'를 보여준다.

◈ 건강 수명의 벽을 넘기 위한 선택

통계청에 따르면 건강수명은 평균수명보다 여전히 15년 이상 짧다. 이는 70세부터 각종 만성질환과 기능저하가 시작되어, 80대 이후 삶이 의료 의존 상태로 전락할 가능성이 크다는 것을 의미한다.

정부는 이를 해결하기 위해 정기검진 지원 확대, 운동/영양 프로그램 강화, 노인 친화 의료서비스 개발 등의 정책을 내놓고 있다.
 하지만 국가 정책만으로는 한계가 있다. 진정한 변화는 개인 스스로의 생활 습관 개선에서 시작되어야 한다.

◈ 슈퍼 시니어가 되는 길, 6G에 있다

나는 9988234 – 99세까지 건강하게 살다가 2~3일만 앓고 4일 안에 정리하고 떠나는 삶 – 를 꿈꾼다. 그리고 이를 실현할 수 있는 가장 구체적이고 실천 가능한 해법으로 건강 비법 6G를 제안한다.

60~70대에 6G 자가 진단 체크리스트에서 90점 이상을 받은 사람들은 대부분이 액티브 시니어 혹은 슈퍼 시니어에 가까운 삶을 살고 있다.

▶ 슈퍼 시니어의 5가지 특징
- 경제활동 지속 – 은퇴 후에도 창업, 자문, 프리랜서 등 생산적 역할 유지
- 건강과 웰빙 중시 – 운동·식습관·정신 건강을 체계적으로 관리
- 디지털 적응력 보유 – 스마트폰, AI, SNS 등을 능숙하게 활용
- 사회적 기여 활동 – 멘토링, 봉사, 재능 기부 등 공동체 기여
- 평생 학습 실천 – 새로운 기술·예술·언어 등 자기 계발 지속

6G는 이러한 슈퍼 시니어의 특징을 자연스럽게 내면화하고 실천하도록 돕는 핵심 도구이다.

❖ 사지에서 돌아온 나, 다시 삶을 설계하다

나는 2020년 11월, 61세에 췌장암 3기 진단을 받았다. 이후 3년간 항암 77회, 방사선 30여 회를 견뎌냈고, 수술 없이 암세포가 사라지는 기적 같은 회복을 경험했다.

그 사이 간으로 전이가 되어 '4기 진단'까지 받았고, 모든 것이 끝났다고 느낄 때, 내가 선택한 것은 포기가 아닌 실천이었다. 매일 식단을 조절

하고 꾸준히 걷고 근력 운동을 하며 명상과 기도, 긍정적 사고를 놓지 않았고 미슬토 주사, 각탕, 주열 요법 등 대체 치료도 병행했다.

그 결과 지금 나는 치명률 1위 암인 췌장암 4기를 수술 없이 이겨 낸 살아 있는 증거가 되었다. 암을 이긴 힘, 결국은 '긍정의 마음'이다. 암 치료에 있어 가장 중요한 약은 때로는 긍정적인 마음, 살아가고자 하는 의지, 사랑과 감사의 태도일 수 있다.

"암은 70%가 '영(靈)', 30%가 '육(肉)' 이다."

"몸보다 마음을 먼저 치료해야 진짜 회복이 시작된다."
하버드대학의 연구에 따르면, 긍정적인 사고를 가진 사람은 심혈관 질환 발생률이 낮고, 평균 수명이 더 길다. 유럽의 연구에 따르면, 낙관주의는 면역력 강화와 스트레스 감소에 직접적 효과를 준다고 한다.

❖ **나의 마지막 메시지**

누구나 My 6G 활동판을 만들 수 있다.
자신에게 맞는 루틴을 설정하고 작게라도 실천해 보라.
그것이 건강수명을 늘리고 인생을 바꾸는 첫걸음이다.

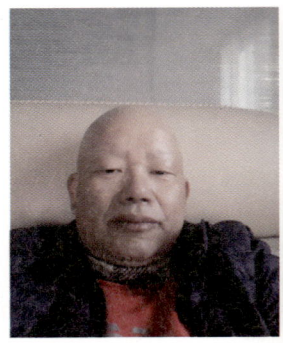 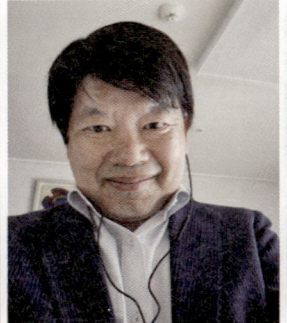 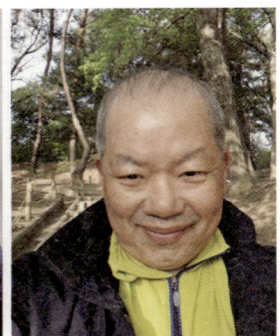

[그림. 달라진 나의 모습: 항암 후 탈모 〉가발 〉회복 중]

❖ 마무리 멘트

이 책은 암을 이긴 한 사람의 생존기이자, 누구나 건강하게 살아갈 수 있다는 실천적 제안입니다.

투병 중 완성한 6G 실천법은,
암 환우뿐 아니라 웰에이징을 꿈꾸는 누구에게나 도움이 될 수 있습니다. 이제 건강은 의사에게만 맡기는 시대가 아니라 스스로 설계하고 실천하는 시대입니다.

이 책이
암으로 힘겨운 싸움을 이어가는 이들에게는 희망의 빛이 되고,
중년 이후 건강을 고민하는 이들에게는 행동의 안내서가 되며,
노년의 삶을 품격 있게 준비하는 분들에게는 믿음직한 동반자가 되기를 진심으로 바랍니다.
우리는 모두 슈퍼 시니어가 될 수 있습니다.
그러기 위한 시작은 바로 오늘, 당신의 한 걸음입니다.

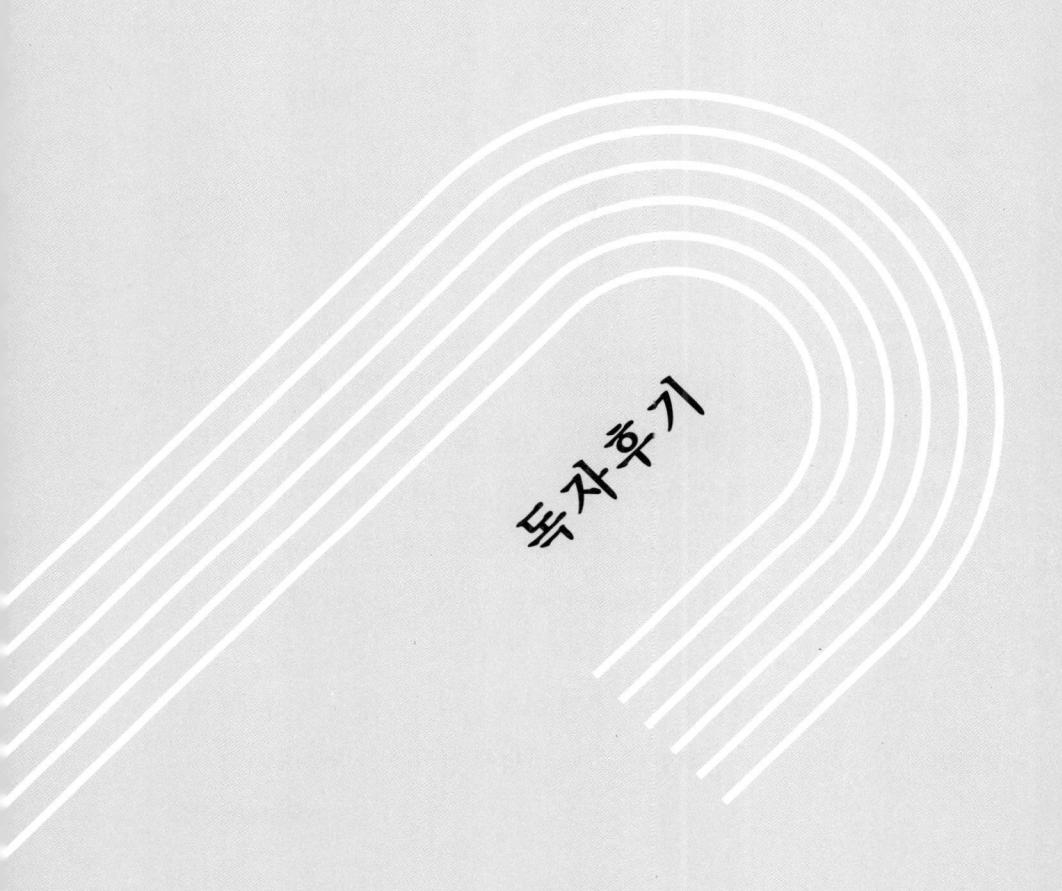

독자후기

6G

독자후기

『 so***** 』

　지극히 개인적인 건강 관리 기법으로 보이지만, 건강 관리를 위한 삶 전체를 돌아보며 여러 사람들이 입을 모아 옳다고 한 건강관리 방법을 직접 실천하여 건강을 되찾은 저자의 수필같은 건강서이다.

　어머니가 암으로 돌아가셔서 그 고통이 말로 다할 수 없음을 알기에 이렇게 긍정적으로 마음을 다잡고 관리를 해 왔다는 것이 아름답기까지 하다.

　기본이 쉬워 보이지만 기본이 가장 어려운 비법임을 다시 생각하며 2번째 정독하다 리뷰 등록한다. 그냥 가볍게 자신을 돌아보며

- 교보eBook

『 cy****** 』

　사람이 조금만 아파도 일반적인 생활의 모든 리듬이 깨지고 활동이 중단되며 그때에서야 평소 건강 관리에 대한 반성을 하게 된다. 그래서 췌장암 4기 판정으로 죽음 앞까지 갔으나 포기하지 않고 자신만의 체계적인 건강 관리 원칙으로 다시 살아난 저자의 6G 건강법이 더 감동을 주는 것이다. 책 내용을 보면 6G 건강법은 단순한 건강 이론이 아니라 저자가 암으로부터 수술없이 완치를 한 산 경험을 바탕으로 실천적 지침을 제시하여 주고 있다. 6G 건강법은 저자와 같이 꼭 큰 병을 앓고 있는 중환자들뿐 아니라 바쁜 생활 속의 스트레스로 저마다의 지병을 안고 살아가는 현대인들에게 권하고 싶다. 6G 건강

법으로 몸도 마음도 건강해지자.

- 교보eBook

『 ys***** 』

　신철 박사님의 췌장암, 간암 극복 완치 실제 사례를 6G로 정리한 암 완치와 건강한 생활을 위한 정석 기본서로 심신의 건강한 삶을 위한 좋은 교재로 강추합니다. 감동입니다. SM

- 교보eBook

『 (주)캐디안 대표이사 박승훈 』

　네. 저는 앉아서 읽기 시작하여 끝까지 한 번도 자리 옮기지 않고 한 번에 다 읽었어요. 원래 책 읽으면 한 달간 몇 번 나누어 읽는 사람인데.. 첨으로 신기록을 세웠어요

- 카톡

『 10000 reading 고경훈 』

　책을 읽으면서 슈퍼시니어에게 꼭 필요한 정석 같은 책이라는 생각이 들었다.

　특히 6G를 실천해야겠다는 다짐이 절로 나왔다. 저자가 직접 겪은 경험과 노하우가 담겨 있어서 더 현실적이고 공감할 수 있었다. 글을 읽는 동안 마치 그 현장에 있는 듯한 느낌이 들었고, 부모님께도 꼭 이 내용을 전해드려야겠다고 생각했다.

　암을 극복하는 과정이 얼마나 힘들었을지 간접적으로나마 느껴졌다. 단순히 치료를 받는 것이 아니라, 논리적 사고와 체계적인 접근 방식으로 건강을 관리했다는 점이 인상 깊었다. 복잡한 비즈니스 문제를 해결

하던 저자의 방식이 건강 관리에도 그대로 적용되었다는 것이 놀라웠다.

6G 개념도는 이해하기 쉽고, 기초부터 실천 방법까지 구체적으로 나와 있어서 도움이 많이 되었다.

특히 기억에 남는 문장은 "생각하는 대로, 마음먹은 대로 몸은 따라온다."였다. 또 "하늘이 무너져도 솟아날 구멍이 있다."라는 말에서 희망을 느낄 수 있었다. 가족들이 저자를 위해 매일 기도하며 응원했던 이야기는 읽는 내내 마음을 따뜻하게 해주었다.

'오잘' 선순환 사이클도 흥미로웠다. 이 원칙을 따라간다면 암을 극복하는 데 큰 도움이 될 거라는 확신이 들었다. 또한 저자가 기존의 '4대 천왕 음식'을 건강한 음식으로 바꾼 점도 인상적이었다. 오랫동안 좋아했던 음식을 끊고 건강한 식단을 유지하려는 노력과 의지가 대단했다.

근력 강화를 위한 운동 루틴도 유용했다. 특히 중장년층과 노년층을 위한 추천 운동이 정리되어 있어 실천해볼 만한 내용이었다. '암밍아웃'이라는 표현도 흥미로웠다. "돈은 숨기고 병은 소문내라"는 말이 마음에 깊이 남았다.

이 책에서 제시한 6G(Good Mind, Good Food, Good Exercise, Good Clinic, Good Relationship, Good Habit)를 꾸준히 실천하면 건강한 삶을 유지하는 데 큰 도움이 될 것 같다.

많은 사람들에게 추천하고 싶은 책이다.

- 독후감

『 k0****************** 』
6G는 건강을 지키려는 사람들에게 도움을 줄 수 있다고 생각합니다.

- 교보eBook

『 윤현숙 』

"당신은 췌장암이요, 앞으로 남은 시간은 3년에서 5년을 살기 어렵다"는 진단을 받는다면 과연 어떤 마음일까?

그 자리에 주저앉을까? 세상이 무너진 듯 울부짖을까? 쉽게 받아들이고 포기할까? 가족이 암진단을 받았던 적이 있었습니다. 본인이 아니었기에 담담했지만 하늘이 무너져 내렸고, 간호하느라 가족의 마음 상태를 읽을 여유는 없었지만, 암환자가 되면 받는 충격은 가히 짐작할 수 없는 것입니다.

췌장암을 진단받은 저자도 그랬답니다. 두려움과 혼란에 휩싸였지만 살아야겠다는 강한 의지로 투병을 시작했고, 77회의 항암 치료와 30여 회의 방사선 치료를 견디어 췌장암이 사라졌다고 합니다. 그러나 다시 간으로 전이되며 암 4기로 악화되었고, 그 긴 시간을 버티며 체계적인 원칙을 세웠는데 원칙대로 움직이며 실행하고 개발한 건강 관리법인 6G를 실행하며 살아온 결과 기적적인 삶을 되찾을 수 있었습니다. 그렇게 만들어진 책이 "내 몸을 살린 건강 비법 6G"입니다.

저자가 직접 투병하고, 절망하고, 체험하고 난 뒤 얻어진 노하우이기에 이 책이 주는 감동과 깨달음은 실로 놀랍습니다. 시중엔 많은 투병기가 출판되지만, 체험하여 얻어진 결과가 '생존'이라는 사실! 이 하나만으로도 암 환자에게 주는 감동은 큽니다. 저자가 암 진단을 받기 전 즐겨 먹었다는 인스턴트 식품은 우리 주변에서 흔히 볼 수 있는 라면, 햄버거, 피자, 치맥 등입니다. 알면서도 피할 수 없는 맛있음, 중독성 있는 음식을 저자도 즐겼다는 것입니다.

암 진단을 받고 새로이 받아들인 신선한 야채류와 어류, 카페인 없는 좋은 차, 직접 도정한 쌀로 밥을 정성껏 지어 먹으며 몸을 살린 저자의 투병기에서 얻을 수 있는 먹거리들입니다. 그뿐 아니라, 마라톤 풀코스를 하던 마니아였음에 운동의 필요성을 깨닫고, 투병하면서도 끊임없이 몸을 단련시키는 모습 등이 이 책에 다양하게 제시되어 있습니다.

긍정적인 마음, 신에게 의지하는 나약함, 가장으로서의 강인한 모습이 적나라한 내용으로 펼쳐진 신간 "내 몸을 살린 건강 비법 6G"는 현재 교보문고에서 전자책으로 나와 있는데 곧 종이책으로도 출간할 예정이라고 합니다.

- 출처: https://abong3.tistory.com/2
[봉봉이의 세상 구경:티스토리]

『 송원섭(보호자) 』

책을 읽으며 건강에 대한 마음가짐과 생활 습관의 중요성을 다시 느꼈습니다. 특히 항암 투병을 견디신 강인한 의지와 가족들의 진심어린 응원에 깊이 감명받았습니다. 출간 진심으로 축하드리며, 많은 분들이 이 책을 통해 용기와 건강을 되찾길 바랍니다.

- 독후감

『 백은실 마리스텔라 』

저자가 보여준 긍정적인 에너지와 꾸준한 실천력은 나에게 큰 용기와 희망이 되었다. '좋은 마음'과 '좋은 습관'이 치료만큼이나 중요하다는 메시지가 가슴에 남았다.

[건강비법 6G]에는 실천가능한 구체적인 방법이 제시되어 내 생활의 길라잡이가 되었다. 6G를 나의 생활 속에 녹이며, 끝까지 포기하지 않고 나아가야겠다고 다짐했다.

- 독후감